双桥罗氏正骨

顾　问　苏学良

主　编　罗素兰

副主编　栗政依

编　委　（按姓氏笔画排序）

于志谋　张　旭　罗　勇

罗素兰　罗素霞　姜　昆

栗政依　贾　冕　崔　璇

赫子剑

全国百佳图书出版单位

中国中医药出版社

·北京·

图书在版编目（CIP）数据

双桥罗氏正骨/罗素兰主编 . —北京：中国中医药出版社，2022.5（2023.12 重印）

ISBN 978 - 7 - 5132 - 7412 - 8

Ⅰ.①双… Ⅱ.①罗… Ⅲ.①正骨疗法 Ⅳ.①R274.2

中国版本图书馆 CIP 数据核字（2022）第 026481 号

中国中医药出版社出版

北京经济技术开发区科创十三街 31 号院二区 8 号楼

邮政编码 100176

传真 010 - 64405721

三河市同力彩印有限公司印刷

各地新华书店经销

开本 710×1000 1/16 印张 9 彩插 0.5 字数 149 千字

2022 年 5 月第 1 版 2023 年 12 月第 3 次印刷

书号 ISBN 978 - 7 - 5132 - 7412 - 8

定价 49.00 元

网址 www.cptcm.com

服 务 热 线 010 - 64405510

购 书 热 线 010 - 89535836

侵 权 打 假 010 - 64405753

微信服务号 zgzyycbs

微商城网址 https://kdt.im/LIdUGr

官 方 微 博 http://e.weibo.com/cptcm

天猫旗舰店网址 https://zgzyycbs.tmall.com

如有印装质量问题请与本社出版部联系(010 - 64405510)

羅氏正骨精蘊

李琪圖

李兴国题词

1. 罗有明与外国代表团合影

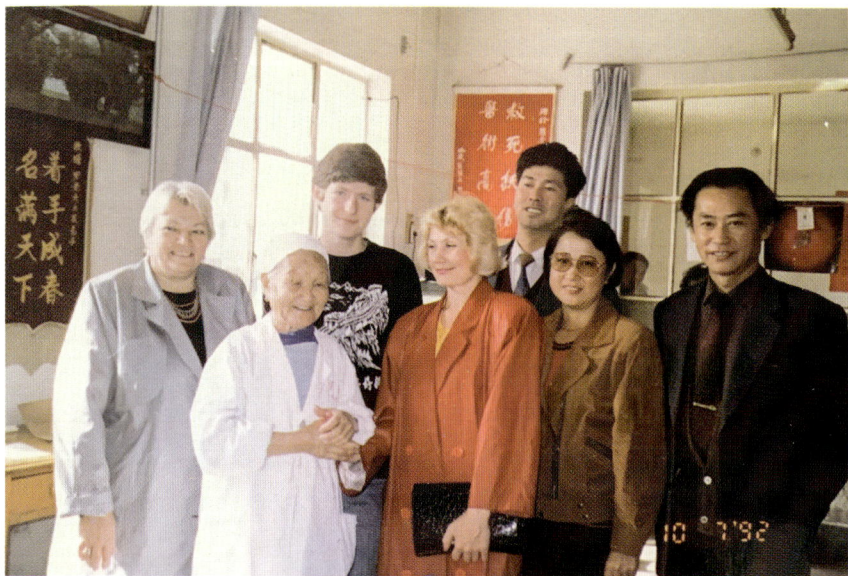

罗有明（左二）

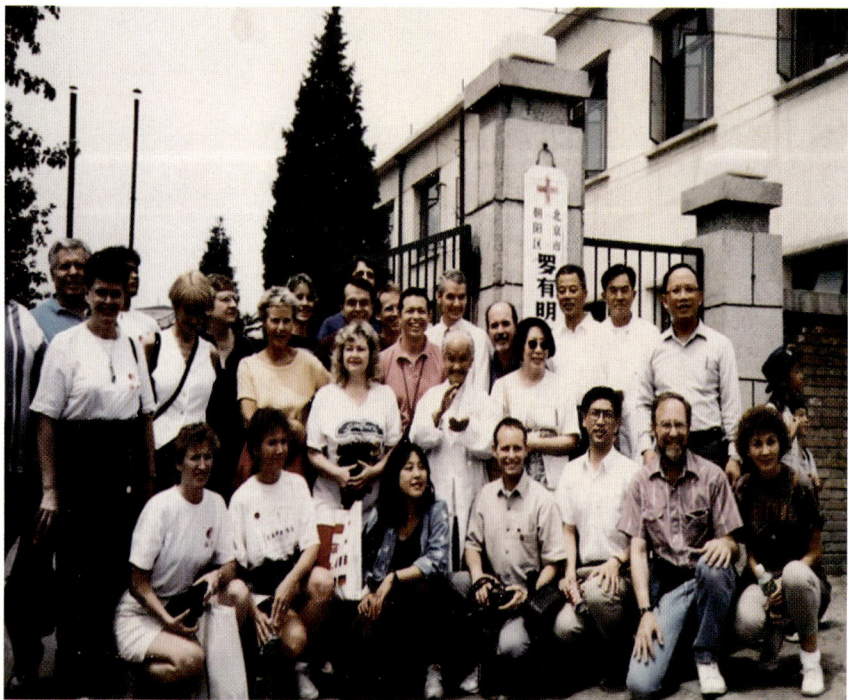

罗有明（第二排中）

2. 罗有明与专家及领导合影

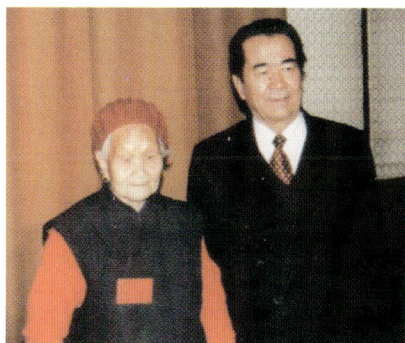

罗有明（左）与铁木尔·买买提（右）

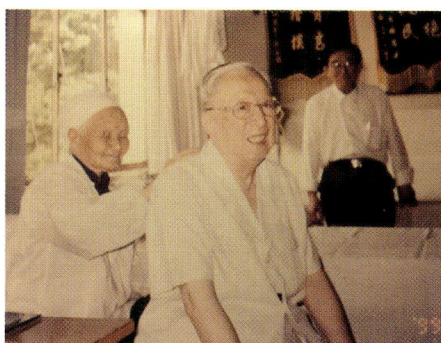

罗有明（左）与吴阶平（中）、罗金殿（右）

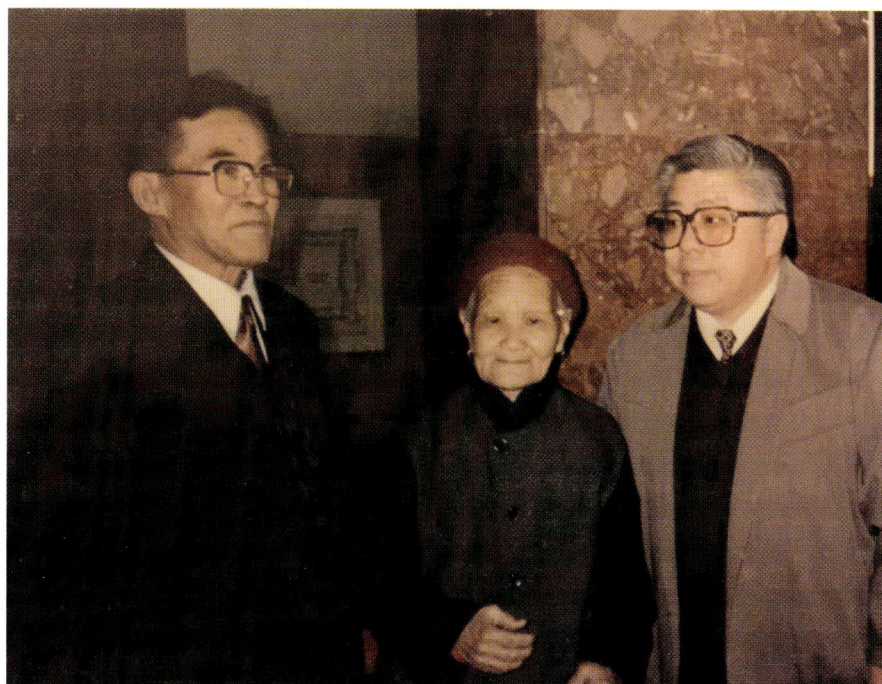

罗金殿（左）、罗有明（中）、于生龙 （右）

3. 罗有明练功图

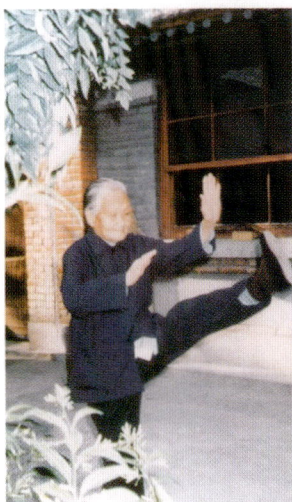

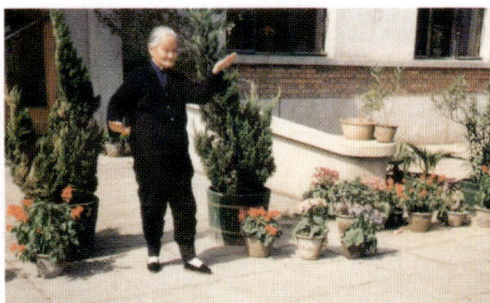

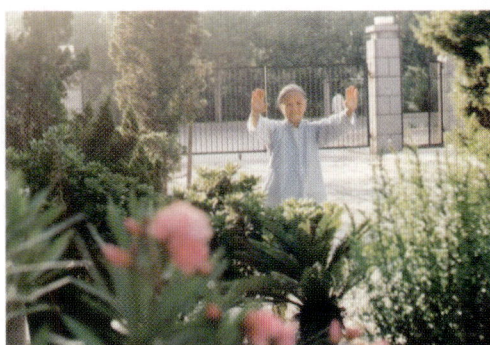

4. 罗氏门人

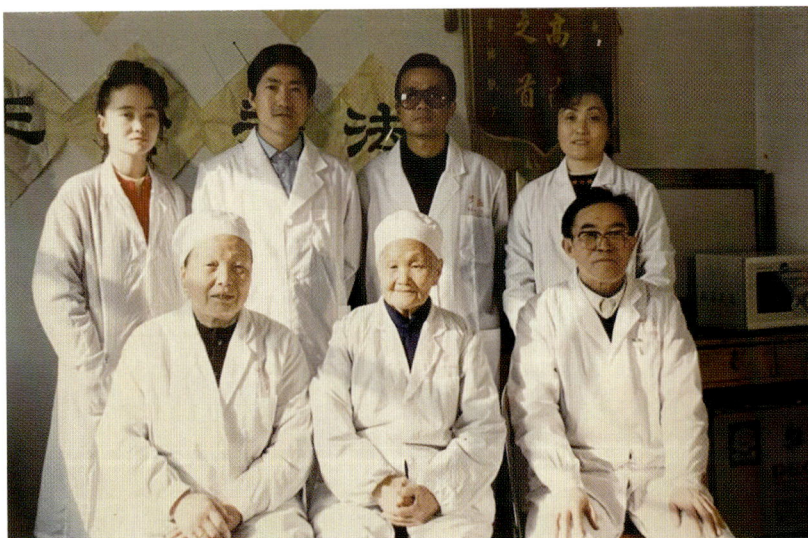

前排左起：司桂珍（儿媳）、罗有明（中）、罗金殿（儿子）
后排左起：罗素霞（小孙女）、罗勇（次孙）、罗伟（长孙）、罗素兰（长孙女）

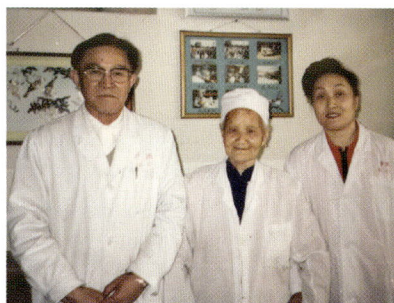

罗金殿（左）、罗有明（中）、罗素兰（右）

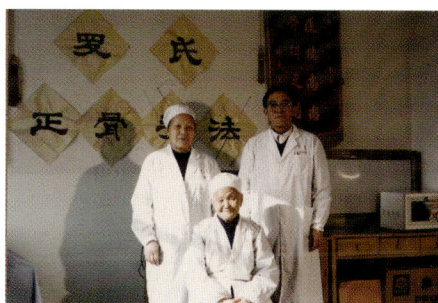

司桂珍（左）、罗有明（中）、罗金殿（右）

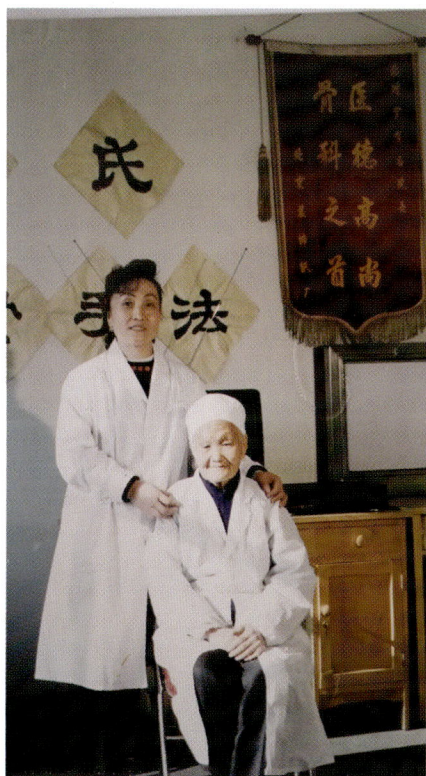

罗有明（右）与罗素兰（左）

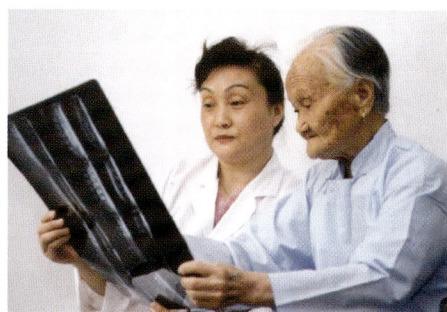

罗有明（右）与罗素兰（左）

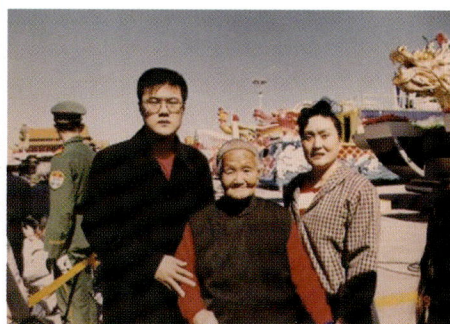

栗政依（左）、罗有明（中）、罗素兰（右）

苏　序/

20 世纪 50 年代京城东郊，有一名年近六十、缠足的老奶奶为百姓正筋接骨，解除病痛，有求必应，手到病除，誉满京城，但众人不知其名，皆以"双桥老太太"尊之。后因她为邓颖超治过腰病，周恩来总理问起名字，回曰："王罗氏。"周总理说：你治病"很有名嘛"！于是给她起名为"罗有名"，指有名的医生。后来她自认看病并不为出名，便改名为"罗有明"。罗老从小跟随奶奶学习祖传中医，系罗氏中医药家族的第五代传人，是中国正骨名医。"罗氏正骨"传承至今已有七代，第七代传人罗素兰已成为国家级非物质文化遗产传统医药类保护项目——"罗氏正骨法"第五批国家级代表性传承人。其父罗金殿为该项目的第三批国家级代表性传承人，罗氏第六代传人。

罗氏祖籍是江西建昌府南城县泗石溪（今江西抚州市南城县天井源乡罗坊村），现居河南省夏邑县县城东南隅罗楼村，罗氏一脉原本由江西省抚州市南城县罗坊村徒迁至此（见宣统辛亥三年罗氏家谱）。现在讲的"罗氏正骨法"的传承是迁居河南省夏邑县县城东南隅罗楼村的罗氏一脉。

罗氏正骨的第一代是罗怀善，《罗有明正骨传奇》一书记载："先祖父身材魁梧，留着八字胡，身穿马褂衣，方面大耳，福相照人。在这里他带领儿孙们白天田间耕作，晚上习文练武。先祖母罗周氏眉清目秀，正骨医术过人。自来夏邑定居后，是罗氏正骨第一代掌门人。在这里她深受儒家思想影响，相夫教子，行医施善，深受百姓爱戴，成为当地出了名的正骨女郎中。"罗氏夫妻俩立下祖训："以仁为本，乐善好施，义务行医；以农为本，勤劳节俭，自食其力。"后辈们不辜负先辈教诲，勤于耕作，苦练医术，世世出贤才，代代有良医。

罗氏正骨的第二代掌门人是罗如斌，他习医习武，很有名气。罗氏正骨第三代掌门人是罗陈氏，其丈夫罗百升是罗如斌之子。罗百升受父影响，习武弄墨，出类拔萃。罗陈氏读过私塾，且人精明，其父亲也是位乡村郎中，故从小受到良好的医道教养。她嫁到罗家常常帮助奶奶婆周氏给人接骨治伤，很快掌握了罗氏正骨技术精髓，很受奶奶婆的赏识。奶奶婆把聪明勤奋的孙媳收为关门弟子，于是罗陈氏成为第三代掌门人。罗家亦农、亦医、亦文、亦武，名声在外，此时期是罗氏家族的第一个鼎盛期。

罗陈氏膝下三子，老大、老二英年早逝，老三罗天绪为罗家第四代正骨传承人。

清光绪三十年（1904），罗家得一女，父亲给她起名叫罗颖。因罗门缺男丁，爷爷罗百升怕"颖"音"影"而蔽男孩，将"罗颖"名字删除，称其大妮。从此，"大妮"便是名了。奶奶罗陈氏十分喜欢大妮，打破了罗家正骨传内不传外、传男不传女的规矩，教大妮练摸骨，传手法，大妮及笄之年出道独立接诊。奶奶病故后，1919年，身为罗门女儿的大妮破例挑起了罗氏正骨第五代掌门人的担子。

罗氏正骨的第六代传人是罗金殿。罗金殿侄过继姑姑大妮为子，1931年生人，曾任北京市朝阳区罗有明中医骨伤科医院院长，今已作古。罗金殿深得母亲所传，行医50余年，治愈了众多患者，为罗氏正骨法传播与创新做出了突出贡献。他遵从母训，以正骨为法，中药为辅，50余年，授徒教学，因材施教，诲人不倦，深得学生们的敬重。

罗金殿之长女罗素兰，为航空总医院中医科主任医师。2018年5月，国家文化和旅游部批准罗素兰为第五批国家级非物质文化遗产代表性项目代表性传承人，罗素兰也是罗氏正骨的第七代掌门人。

历史有惊人的相似之处，罗素兰自幼也是跟随奶奶学艺。从6岁开始，她就成了奶奶的小跟班。奶奶在家坐诊时，她充当奶奶的小助手，协助奶奶给患者抻抻手指、拉拉脚趾等，出诊时她跟在奶奶身后，帮忙打下手。日复一日，年复一年，在奶奶的悉心栽培下，罗素兰逐步掌握了37种罗氏正骨法的手法。成人以后，罗素兰步奶奶走过的路，也成为一名骨伤科医生。根据40多年临床实践，她在罗氏正骨手法的基础上进行创新，把37字诀反复提炼为以复贴、抪拉、扳拨、分筋、指顶、转摇、挫按和拿捏手法治疗筋出槽、骨错缝为主的"罗氏正筋八法"。

罗素兰谨记奶奶的教导，在40多年从医生涯中一直恪守着罗氏戒律"医者仁心""不藏私、不盈利"。

"拳起于易，理成于医"，自古以来医武不分，武以内敛而气化循经，医以外治而济世救人。医家之按摩、针灸、药物诸法皆以经络论及气化论为基础，武者之修为也是如此，故有"医武一家"之说。如天下武术正宗之少林寺，传有大量验方秘籍，其内容以骨伤、点穴、针灸、推拿为主，形成了著名的少林伤科学派。

300年家传手艺薪火相传，其中重要一条是医武相融。罗素兰讲："奶奶生前每晚练吐纳，清晨练武功。武功大致有折腰和遛腿，奶奶九十岁以后我们还能经常见她在院中踢腿。""天下武术是一家"，明清两代内外家拳多有异曲同工之路数，但自罗老之后似乎练武断档了，故本书做了重新续补。

罗氏骨科遵从习武术以培固医者身功，临证如文韬武略，治病须用神凝气沉巧用劲之路数，指出罗氏正骨有四诊：望、闻、问、摸。祖训言："凡正骨者必察其行，询其源，触其位，闻其声，施其法，观其志意与其疾能，方可疗以筋骨之患。言正骨不可治者，未得其术也。恶于正骨者，不可与言志德之巧。伤不许治者，伤必不治，治之功则微矣。"

一望：包括望表情、性别、体质、形态四项内容。

二闻：指腹的感觉音。

三问：问是询问，问诊要有次序，注意避免重复和遗漏。

四摸（指闭合性受伤部分）：摸诊亦可称为触诊，医生用一手或双手对患者做较详细的局部或全身的检查，以确定是骨折、脱位，还是筋腱、肌肉、关节等处的病变。

罗氏正骨的手法特点：以"稳、准、轻、快"四字为原则，以罗氏正骨五言三十七字（注：五言三十七字，指以上五言八句诗，除去引号所标三字外的其余37个字。）令为要诀。要诀为：摸接端提拉，扳拨按摩压；顶挤蹬揉捏，松解点穴"法"；捧拢复贴"用"，旋转"与"推拿；摇摆挂牵引，分离叩击打。"诊疗则选手""患者幸福家"。

具体应用：捧拢复贴"用"，旋转"与"推拿；摇摆挂牵引；分离叩击打。

我和罗家的交情算来也有三十几载，相遇、相识、相交也是缘分。1985年暑假，受人之邀到山东聊城蒋官屯一家康复机构访问，有幸结识了罗老和罗老孙女罗素兰医生，大有相见恨晚之感。在远离京之平原小镇得遇老神仙真是三生有幸！从此，我与罗家越走越近，并有老神仙的义子之说，其实真不敢有冒义子名之勇。虽然罗老认为"孺子可教"，我深知"九流莫难于医，亦莫慎于医，盖人之性命所攸关也。是必奉其传于名师，穷其理于素习，小其心于临时"，悬壶济世非我所能。

但我敬重罗氏正骨这一脉的人品、医德和高超技艺，受罗素兰大夫之邀当本书顾问并为之作序！

苏学良

2022 年 1 月 3 日于蓟门

目　录/

第一章　罗氏正骨源流及特点 ………………………………………… 1

　第一节　罗氏正骨源流 ……………………………………………… 1

　第二节　罗氏正骨特点 ……………………………………………… 4

　　一、罗氏正骨四诊 ………………………………………………… 4

　　二、罗氏正骨原则 ………………………………………………… 5

　　三、罗氏正骨要诀与应用 ………………………………………… 6

　　四、罗氏正骨精髓 ………………………………………………… 6

第二章　罗氏正骨理法 …………………………………………………… 8

　第一节　基础理法 …………………………………………………… 8

　第二节　罗氏理法 ………………………………………………… 12

　　一、中医解剖知识 ……………………………………………… 12

　　二、手法常用穴位定位 ………………………………………… 14

　　三、手法点穴参考经络图 ……………………………………… 16

第三章　罗氏正骨技法 ………………………………………………… 25

　第一节　正骨总则 ………………………………………………… 25

　　一、五言三十七字令 …………………………………………… 25

　　二、手法治疗三要素 …………………………………………… 25

　　三、手法作用四则 ……………………………………………… 26

　第二节　正骨三十七法 …………………………………………… 26

第四章　罗氏正骨诊法 ………………………………………………… 42

　第一节　基本诊法 ………………………………………………… 42

　　一、诊疗要诀 …………………………………………………… 42

　　二、诊断方法 …………………………………………………… 42

　第二节　触诊手法 ………………………………………………… 45

一、常用触诊手法 ……………………………… 45

二、三定点检查法 ……………………………… 51

第五章　罗氏正骨治法 ………………………… 52

第一节　总则 …………………………………… 52

一、"稳、准、轻、快"原则 ……………… 52

二、两轻一重原则 ……………………………… 53

三、正骨法则五要素 …………………………… 53

四、三兼治 ……………………………………… 54

五、一法多用，多法共用 ……………………… 54

六、治疗线理论 ………………………………… 54

（一）腰腿痛治疗线 ………………………… 55

（二）颈椎综合征治疗线 …………………… 55

七、正筋八法 …………………………………… 55

（一）手法要求 ……………………………… 55

（二）手法功效 ……………………………… 56

（三）手法适应证 …………………………… 57

（四）手法具体操作 ………………………… 57

第二节　颈椎病 ………………………………… 58

寰枢关节脱位 …………………………………… 58

颈椎间盘突出症 ………………………………… 60

胸锁乳突肌损伤 ………………………………… 61

项韧带损伤 ……………………………………… 62

颈椎半脱位 ……………………………………… 63

慢性颈椎病 ……………………………………… 63

第三节　腰痛病 ………………………………… 65

腰椎间盘突出症 ………………………………… 65

棘上、棘间韧带损伤 …………………………… 71

臀部筋伤 ………………………………………… 72

一、梨状肌损伤 ………………………………… 72

二、骶部筋伤 …………………………………… 73

三、腰骶关节损伤 ……………………………… 74

四、骶髂关节错缝 ………………………… 75

臀上筋出槽 ………………………………… 76

第四节　筋伤错缝 ………………………… 77

冈上肌损伤 ………………………………… 78

菱形肌损伤 ………………………………… 79

肩周炎 ……………………………………… 80

胸壁筋伤 …………………………………… 81

胸椎小关节错缝 …………………………… 81

大腿内收肌损伤 …………………………… 82

缝匠肌、股直肌损伤 ……………………… 83

小腿后肌群损伤 …………………………… 83

膝关节筋伤 ………………………………… 84

一、膝关节半月软骨损伤 ………………… 84

二、膝关节内侧副韧带损伤 ……………… 85

三、膝关节交叉韧带损伤 ………………… 86

四、膝关节错缝 …………………………… 87

第五节　关节脱位 ………………………… 88

下颌关节脱位 ……………………………… 90

肩关节脱位 ………………………………… 91

肘关节脱位 ………………………………… 92

腕关节脱位 ………………………………… 93

尺桡关节分离 ……………………………… 93

桡骨小头脱位 ……………………………… 94

拇指掌指关节脱位 ………………………… 95

胸锁关节脱位 ……………………………… 95

肩锁关节脱位 ……………………………… 96

髋关节脱位 ………………………………… 97

髌骨移位 …………………………………… 98

腓骨小头脱位 ……………………………… 98

踝关节脱臼 ………………………………… 99

第五跖骨脱位 ……………………………… 100

趾关节脱位 ……………………………… 100

第六节 骨折 ……………………………… 101

齿状突骨折 ……………………………… 102

下颌骨骨折 ……………………………… 103

锁骨骨折 ……………………………… 104

脊柱压缩性骨折 ……………………………… 105

肋骨骨折 ……………………………… 107

肱骨外科颈骨折 ……………………………… 108

肱骨干骨折 ……………………………… 109

肱骨髁上骨折 ……………………………… 110

前臂双骨折伴桡骨头错位 ……………………………… 112

桡骨远端骨折 ……………………………… 113

腕舟状骨骨折 ……………………………… 114

指骨骨折 ……………………………… 115

股骨颈骨折 ……………………………… 115

股骨干骨折 ……………………………… 117

髌骨骨折 ……………………………… 118

胫腓骨骨折 ……………………………… 119

双踝骨折伴错位 ……………………………… 120

跖骨基底部骨折 ……………………………… 121

趾骨骨折 ……………………………… 122

附录一 罗有明祖传验方 ……………………………… 123

附录二 罗氏正骨武功法 ……………………………… 127

第一节 腿功（行步遛腿） ……………………………… 127

第二节 掌功 ……………………………… 128

第三节 指功（屈指描太极） ……………………………… 129

第四节 腰功（三折腰） ……………………………… 130

第五节 云手 ……………………………… 132

第一章　罗氏正骨源流及特点

20世纪50年代，京城出了一位民间骨科名医王罗氏。她以仁为本，乐善好施，义务行医，有口皆碑，誉满四九城。时任国家主席李先念夸她是"神医"，群众称她为"正骨圣手""活菩萨""华佗"。周恩来总理送她轿车，徐悲鸿送她《马》，齐白石送她《虾》，日本人、我国香港人巨资聘酬，她都予以拒绝。她行医近百年，医术高超，为国内外培养了数千名正骨人才，起死回生了无数患者。她一生热爱正骨事业，传奇故事早在民间传颂。她3岁练摸骨，5岁做传人，16岁一鸣惊人。她一生不图名利，只全心全意为患者服务。

第一节　罗氏正骨源流

清光绪三十年（1904），王罗氏出生在河南省夏邑县罗楼村一个中医正骨世家，父亲罗天绪给她起名叫罗颖。因罗家无男丁，爷爷罗百升重男轻女，说罗颖的名字犯忌，"颖"字把男孩给"影"（挡）住了，今后罗家就要断香火，强行将"罗颖"名字废除。从此，她再也没了名，以"大妮"代之。

大妮的奶奶陈氏十分喜欢大妮，顶住了罗家正骨传内不传外、传男不传女的压力，教摸骨，传手法，大妮及笄之年出道独立接诊。奶奶病故后，她破例挑起了罗氏正骨第五代掌门人的重担。16岁时，大妮因治愈一名被惊牛牴撞而造成盆骨重度骨折的患者，从而一举成名。

中华人民共和国成立后，大妮随着丈夫进京，在北京双桥安顿下来，为百姓治病，百姓美称其为"双桥老太太"。她曾为邓颖超治过病，周总理见她治疗骨伤如此神奇，问她叫啥名？她说："我没名，人家都喊我'老王家的'。我娘家姓罗，您就叫我王罗氏吧。"总理说："怎么还叫王罗氏？新社会了，像你这样的名医是国家的宝贝，得有个名字。你在北京很有名，全国也有名，还是位大好人、大善人，你很有名嘛，就叫'罗有名'吧。"后来罗氏出于谦虚考虑，就将"名"改为"明"，从此罗氏有了大名。"总理赐名"也被传为佳话。

罗氏祖籍是江西建昌府南城县泗石溪（今江西抚州市南城县天井源乡罗坊村）。据现存宣统辛亥三年罗氏家谱所载："三子罗怀善行恺生歿塋娶俱缺。"由此可以推断，现居河南省夏邑县县城东南隅罗楼村罗氏一脉原本由江西省抚州市南城县罗坊村徒迁至此，家谱所缺的罗怀善成为豫东罗楼村罗氏第一代。

2017 年，航空总医院中医骨伤科主任医师、双桥老太太罗有明的孙女、罗氏正骨法第七代代表性传承人罗素兰曾亲自到江西访祖寻根，找到罗氏后人罗勇，他是一名骨科医生，南城县中医院骨伤科的郑甦（原姓罗，过继郑姓改姓郑）也是从事骨科的。这些足以证明，江西省抚州罗氏是中医正骨世家，在江西一带行医，计有三百多年的历史。

2014 年 4 月 1 日，人民卫生出版社出版了《罗有明正骨传奇》一书，作者夏素梅、钱华。书中记载："先祖父身材魁梧，留着八字胡，身穿马褂衣，方面大耳，福相照人。在这里他带领儿孙们白天田间耕作，晚上习文练武。先祖母罗周氏眉清目秀，正骨医术过人。自来夏邑定居后，是罗氏正骨第一代掌门人。在这里她深受儒家思想影响，相夫教子，行医施善，深受百姓爱戴，成为当地出了名的正骨女郎中。"

《罗有明正骨传奇》一书还记述："为了让后人继承先辈的传统美德，夫妻俩在此立下祖训：以仁为本，乐善好施，义务行医；以农为本，勤劳节俭，自食其力。后辈们不辜负先辈教诲，勤于耕作，苦练医术，世世出贤才，代代有良医。先祖第二代罗如斌，是罗氏正骨第二代掌门人。他习医习武，很有名气。其子罗百升，受父影响，习武弄墨，出类拔萃，在当地夺取了文武秀才的桂冠，封了个三斗六升谷子的官儿。匾额挂上转天楼，金光闪闪，光宗耀祖。罗百升 17 岁成家立业。其妻罗陈氏是位农家之女，读过一年私塾，人很精明。其父也是位乡村郎中，在陈氏的骨子里，从小就受到医术的熏陶。自从进了罗家大门后，陈氏如鱼得水，常常帮助奶奶婆周氏给人接骨治伤，很快掌握了一些罗氏正骨技术，很受奶奶婆的赏识。为了把罗家正骨技术祖祖辈辈传承下去，奶奶婆决定把聪明勤奋的孙媳陈氏收为关门弟子。陈氏不辜负奶奶的期望，勤学苦练，努力钻研，终于学到一手罗氏正骨真传，成为罗氏正骨第三代掌门人。罗家亦农、亦医、亦文、亦武，名声在外，可谓罗氏家族到了第一个鼎盛期。"

罗氏正骨第三代掌门人陈氏，膝下有三子。老大、老二英年早逝，老三罗天绪成为罗家第四代正骨传承人。

1919年，身为罗门女儿的大妮破例挑起了罗氏正骨第五代掌门人的重担。

300年家传手艺薪火相传。罗氏中医药家族史的第六代传人，是已过世的罗有明之子罗金殿。他是京城正骨名医，曾任北京市朝阳区罗有明中医骨伤科医院院长。

罗金殿行医50余年，在继承母亲传统正骨法中，依据现代需求，主编了《罗有明正骨法》《腰椎间盘突出症》各一部，拍摄了两部罗有明中医正骨法电教片。经北京市中医管理局及专家、教授考评后，罗金殿被指定为罗有明老中医学术的继承人，成为罗氏正骨第六代掌门人。

1993年，罗素兰经北京市中医管理局及专家、教授考评后，被指定为罗有明老中医的学术继承人。2008年，"罗氏正骨法"入选国家级非物质文化遗产代表性项目名录。2018年5月，国家文化和旅游部批准罗素兰成为该项目代表性传承人，成为罗氏正骨第七代掌门人。

罗素兰，毕业于北京光明中医函授学院，现为航空总医院中医科主任医师。

罗素兰自幼跟随奶奶罗有明学艺。从6岁开始，她就成了奶奶的小跟班。奶奶在家坐诊时，她充当奶奶的小助手，协助奶奶给患者抻抻手指、拉拉脚趾等，外出出诊她也跟在奶奶身后，帮忙打下手。日复一日，年复一年，在奶奶的悉心栽培下，罗素兰逐步掌握了37种罗氏正骨法的手法。成人以后，罗素兰步奶奶走过的路，也成为一名骨伤科医生。根据40多年临床实践，她在罗氏正骨手法的基础上进行创新，将原先37种手法总结提炼出以复贴、扽拉、扳拨、分筋、指顶、转摇、挫按和拿捏手法治疗筋出槽、骨错缝为主的"罗氏正筋八法"。

罗素兰认为学习罗氏正骨法，要练好基本功；学正骨手法如同学武功中的拿法一样，勤能补拙，医武同源同道。真要治伤拿捏尺寸一定要准、稳，这些都要靠基本功，要常年坚持练习指力、腕力等功法。

在奶奶的言传身教中，罗素兰在40多年的从医生涯中一直恪守着几条戒律，其中就有"不藏私、不盈利""罗氏正骨不能藏私，要让更多人学会并掌握它，罗家的技术是为人民服务的，不是去挣大钱的"。从奶奶朴素的语言中，罗素兰从小就抱有一颗"医者仁心"，即使在遇到各种诱惑时，也能不为所动。

时至今日，罗氏正骨的技艺已经传到了第八代——罗素兰独子栗政依的手中，在祖孙三代的熏陶下，这个年轻人自幼便对罗氏正骨有了深厚的感情和最直观的学习。完成学业后，他便跟随母亲和长辈们开始了理论和临床紧密结合的系统学习，年纪不大的他，学习手法认真刻苦，坚持不懈，为传承罗氏正骨打下了坚实的基础。正式入行后，他可以灵活熟练地运用罗氏正骨手法为患者解除病苦，受到了好评和赞誉，是目前罗氏正骨这一脉的中坚力量和后继之人。

第二节　罗氏正骨特点

《备急千金要方》论云："夫寻方学之要，以救速为贵，是以养生之家，常须预合成熟药，以备仓卒之急。"论中所说熟药，即丸、散、膏、丹，是医家病家必备之方药，可备仓卒之用。预辑妙方，救急拯危，甚为稳妥。罗氏正骨是以手法复位扶正、接骨、续筋、固定为主，兼用外敷散、丹、膏、丸的综合调治，是中国传统医药学骨伤科方面的典型代表，其本身就是中医悠久历史的文化载体，与亿万人民的生活息息相关，具有很高的历史研究和医学研究价值。加强对它的保护和传承工作，对弘扬民族传统文化、促进传统中医骨伤科发展有极其重要的作用。

罗氏依靠临床实践，丰富和发展着中医骨伤科医术，通过家传，将骨科医术一代一代地继承下来。

一、罗氏正骨四诊

罗氏正骨的四诊是望、闻、问、摸。凡正骨者必察其行，询其源，触其位，闻其声，施其法，观其志意与其疾能，方可疗以筋骨之患。言正骨不可治者，未得其术也。恶于正骨者，不可与言志德之巧。伤不许治者，伤必不治，治之功则微矣。

1. 望
望包括望表情、性别、体质、形态四项内容。

（1）望表情：凡重伤者，则脸色青紫，口唇苍白，脉搏微弱，呼吸减慢，四肢发凉。

（2）望性别：性别不同，生理解剖特征也不同，应分别对待。

（3）望体质：体质有虚实之分。体虚者，面色萎黄，精神不振，倦怠懒言，肌肉消瘦；体实者，面色红润，情志多喜，乐于交谈，肌肉丰满，分外好动。施治时，应虚则补之，实则泻之。

（4）望形态：可审视受伤严重与否和内出血的程度，受伤的部位、类别，或局部有无特殊畸形。

2. 闻

闻含嗅、听两种用途，指闻患者气味或听骨折的骨擦音，以及医生诊治时伤部传导触及医生指腹的感觉音。

3. 问

问即询问。问受伤的原因、现在及既往病史、职业、籍贯、年龄等。问诊要有次序，注意避免重复和遗漏，要有条不紊地进行。由于地区、气候、环境不同，发病也有所不同，因此籍贯也应归所问之列。青少年肱骨髁上骨折、肱骨远端骨骺分离多见，学龄前儿童桡骨小头脱位较多见。轻微的外力对青壮年几乎不产生影响，但在老年人则易发生股骨颈骨折。受伤原因很多，大致归纳为两大类：一是主观原因，二是客观原因。

4. 摸（指闭合性受伤部分）

摸诊亦可称为触诊，就是医生用一手或双手对患者做较详细的局部或全身检查，以确定是骨折、脱位，还是筋腱、肌肉、关节等处的病变。

二、罗氏正骨原则

罗氏正骨原则即"稳、准、轻、快"四字原则。

1. 特点之一——"稳"

稳是稳妥，骨伤科的患者，多以跌仆闪挫、撞击、压砸、车祸等原因前来就诊，医者心态要平稳；"临证如文韬武略，治病须神凝气沉。"手上要稳巧用力，不因手法不当形成二次损伤，更无须在某一部位长时间重复一个手法。

2. 特点之二——"准"

准是指病灶部位、伤势程度等诊断要准确。罗老当年诊病时手指如同

B超扫描仪,准确度极高。"准"字当头才能制订正确的治疗方案。

3. 特点之三——"轻"与"快"

《医宗金鉴·正骨心法要旨》中说:"伤有轻重,而手法各有所宜。"

(1)轻(轻重):即轻重适度,轻者为先,轻而不浮,先轻以消除患者的紧张情绪,使患者能够与施手法者密切配合。轻重乃相对而言,手法轻重与患部的深浅程度、移位程度有关,有时也需要适当加重,但应重而不滞,重中有巧,以巧力代重力。

(2)快:指"法施骤然人不知,患者知痛骨已拢"。手法配伍辨证加减,得心应手,迅速敏捷,使患者不受痛苦或少受痛苦。

三、罗氏正骨要诀与应用

1. 罗氏正骨要诀——五言三十七字令

摸接端提拉,扳拨按摩压。

顶挤蹬揉捏,松解点穴"法"。

捧拢复贴"用",旋转"与"推拿。

摇摆挂牵引,分离叩击打。

注:五言三十七字,指以上五言八句诗,除去引号所标三字外的其余37个字。

2. 具体应用

捧拢复贴"用",旋转"与"推拿;

摇摆挂牵引,分离叩击打。

四、罗氏正骨精髓

1. "三兼治"

"骨为干,脉为营,筋为刚,肉为墙。"骨的连续性遭到破坏后,机体因失去杠杆和支柱的作用而导致功能障碍,受伤部位周围组织的肿胀、瘀血随之而来。换言之,骨折后除气血运行不畅外,肌肉的稳定因素同样也可以引起功能障碍。罗氏正骨法的"三兼治"在治疗中综合考虑了骨、脉、筋三者之间的相互联系兼而施治。在正骨之时要"正骨、正筋、正肌肉"三项同步进行,还有正筋时要分筋、理筋、顺筋"三兼治",使骨正筋柔,气血自流。

2. "一法多用，多法共用"

"一法多用"本是数学中"归一"处理方法，为了比较数据、结果，按照某个标准进行处理，使得去掉单位、量纲等影响，直接反映问题本质。罗氏正骨法把患者受伤状况进行对比分析后，找到本质，并按照一个标准进行治疗。罗氏正骨手法技巧深奥、彼此相连，自悉其情，知其体相，识其部位，可使多种手法共同有序而用，给患者带来良好疗效。

第二章　罗氏正骨理法

第一节　基础理法

罗氏正骨理法包括基础理法和罗氏理法。基础理法是以人体骨骼解剖为基础的，学习罗氏正骨，必须了解和掌握人体骨骼解剖。人体骨骼解剖图见图2－1～图2－9。

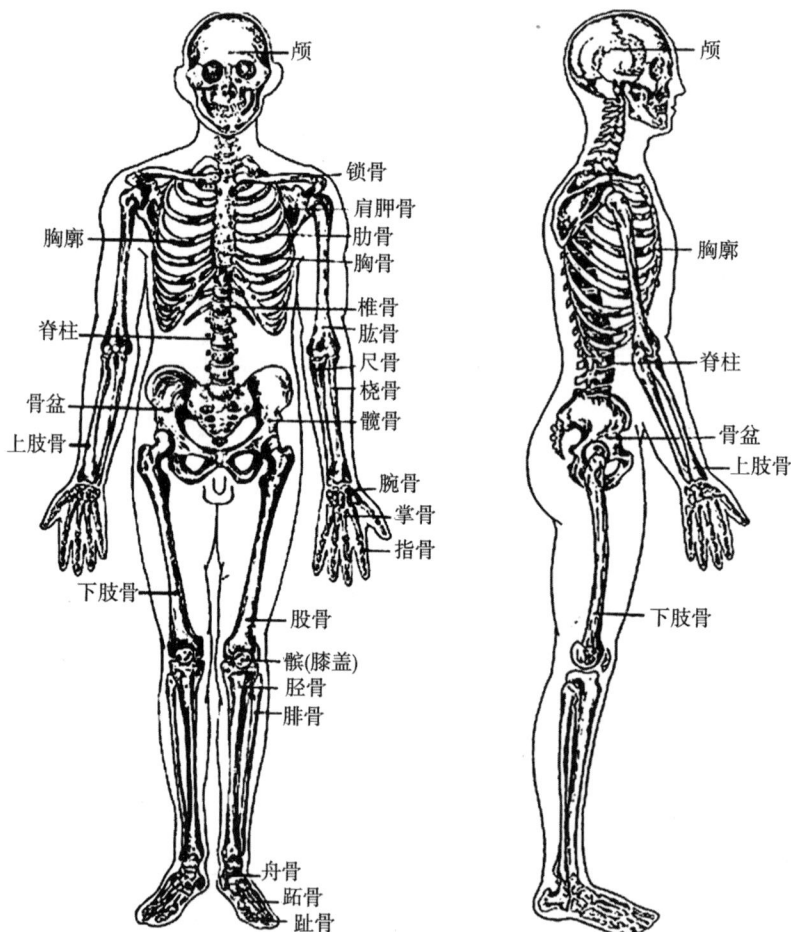

图2－1　男子全身骨架正面观　　　图2－2　男子全身骨架右侧面观

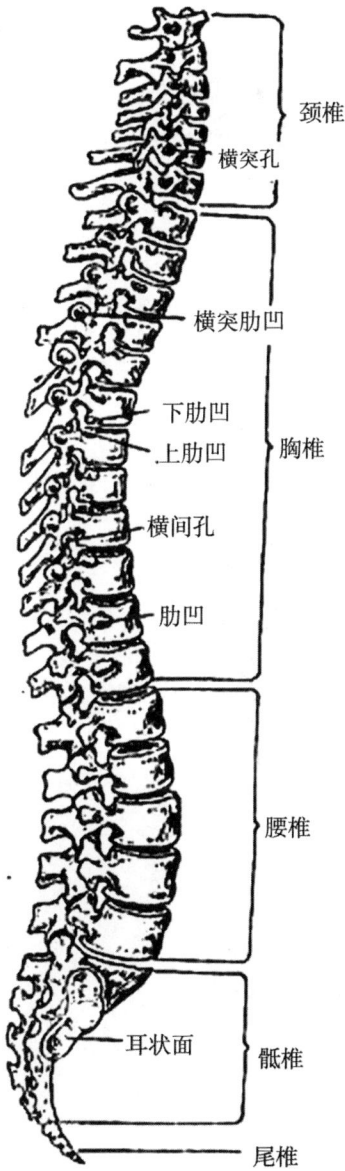

图 2-3　脊柱侧面观

颈椎
横突孔
横突肋凹
下肋凹
上肋凹
胸椎
横间孔
肋凹
腰椎
耳状面
骶椎
尾椎

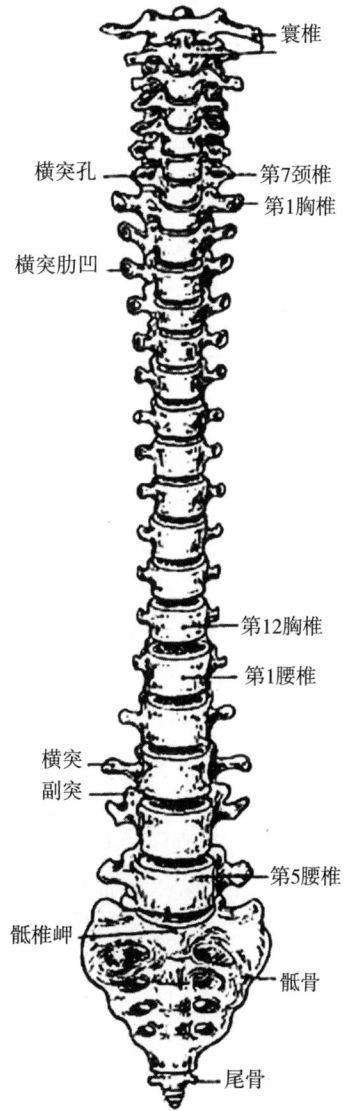

图 2-4　脊柱正面观

寰椎
横突孔
第7颈椎
第1胸椎
横突肋凹
第12胸椎
第1腰椎
横突
副突
第5腰椎
骶椎岬
骶骨
尾骨

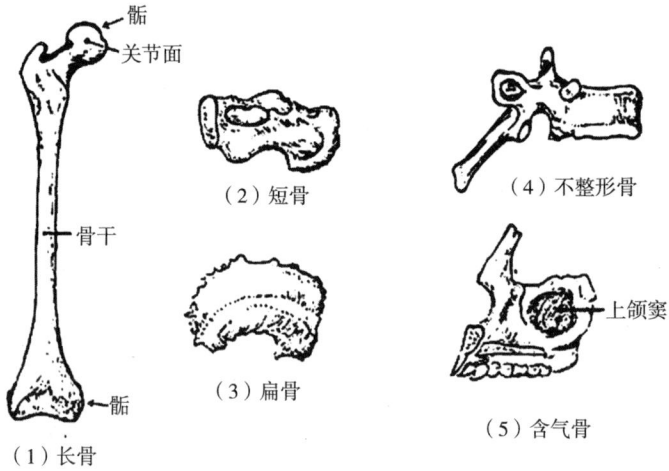

（1）长骨　　（2）短骨　　（3）扁骨　　（4）不整形骨　　（5）含气骨

图2-5　骨的形态

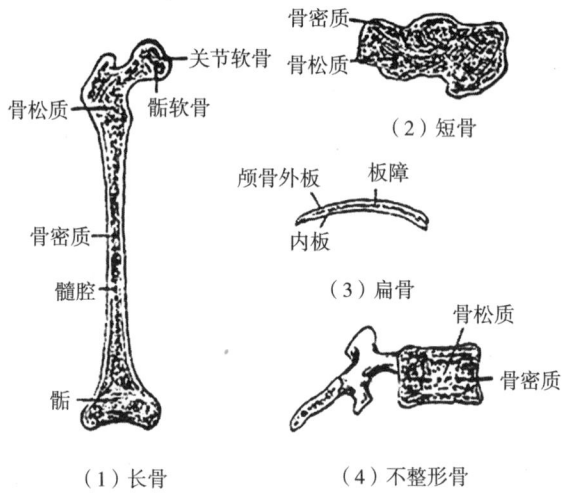

（1）长骨　　（2）短骨　　（3）扁骨　　（4）不整形骨

图2-6　各类骨的锯面

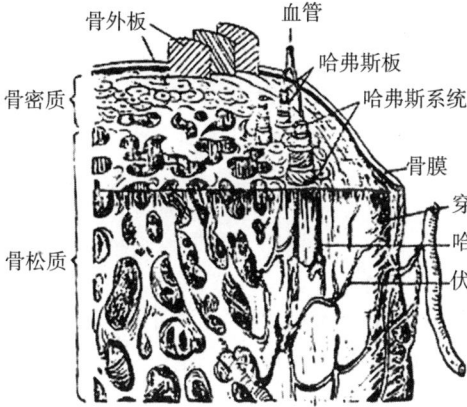

图 2-7 骨的构造

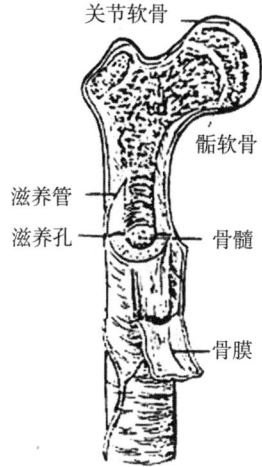

图 2-8 新鲜骨状态

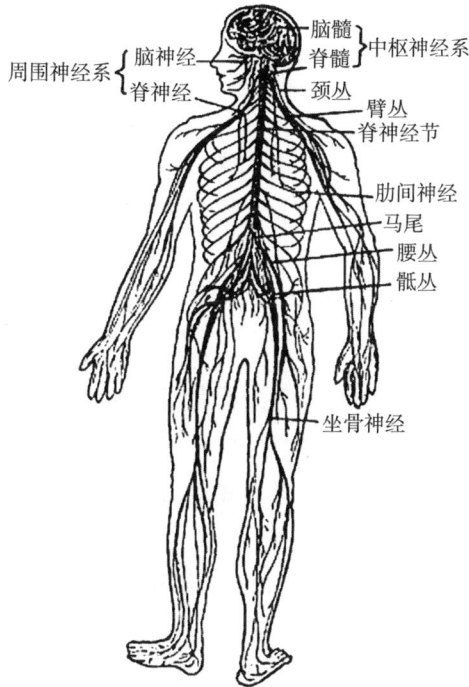

图 2-9 人体神经系统

第二节　罗氏理法

罗氏理法是罗氏正骨理法的重要理法，重点是了解掌握相关中医解剖知识、手法常用穴位和手法点穴经络。

一、中医解剖知识

《医宗金鉴·正骨心法要旨》骨骼名词：

颠顶骨：①颠者，头顶也。其骨男子三叉缝，女子十字缝。②一名天灵盖，位居至高，内含脑髓，如盖，以统全体者也。

囟骨：囟骨者，婴儿顶骨未合，软而跳动之处，名曰囟门。

山角骨：山角骨，即头顶两旁棱骨也。

凌云骨：凌云骨，在前发际下，即正中额骨。其两眉上之骨，即俗名左天贤骨、右天贵骨，两额角也。

睛明骨：睛明骨，即目窠四围目眶骨也。其上曰眉棱骨，其下曰顿骨，顿骨下接上牙床。

两颧骨：两颧骨者，面上两旁之高起大骨也。

鼻梁骨：鼻孔之界骨，名曰鼻梁骨，下至鼻之尽处，名曰准头。

中血堂：中血堂，即鼻内颏下，脆骨空虚处也。

玉堂：玉堂在口内上颚，一名上含，其窍即颃颡也。

地阁骨：地阁骨，即两牙车相交之骨，又名颏，俗名下巴骨，上载齿牙。

扶桑骨：扶桑骨，即两额骨旁，近太阳肉内凹处也。

玉梁骨：玉梁骨，即耳门骨。

两钓骨：两钓骨，名曲颊，即上颊之合钳，曲如环形，以纳下牙车骨尾之钓者也。

颊车骨：颊车骨，即下牙床骨也，俗名牙钓，承载诸齿，能咀食物，有运动之象，故名颊车。

后山骨：后山骨即头后枕骨也。其骨形状不同，或如品字，或如山字，或如川字，或圆尖，或月牙形，或偃月形，或鸡子形，皆属枕骨。

寿台骨：寿台骨，即完骨，在耳后，接于耳之玉楼骨者也。

旋台骨：旋台骨，又名玉柱骨，即头后颈骨三节也，一名天柱骨。

锁子骨：锁子骨，又名柱骨，横卧于两肩前，缺盆之外，其两端外接肩解。

胸骨：胸骨，即髑骭骨，乃胸胁骨之统名也。一名膺骨，一名臆骨，俗名胸膛。其两侧自腋，至肋骨之尽处，统名曰胁。胁下小肋骨曰季胁，俗名软肋。肋者，单条骨之谓也，统胁肋之总，又名曰胠。

歧骨：歧骨者，即两凫骨端相接之处，其下即鸠尾骨也。

蔽心骨：蔽心骨，即鸠尾骨也。其质系脆骨，在胸下歧骨之间。

凫骨：凫骨者，即胸下之边肋也。

背骨：背者，自后身大椎骨以下，腰以上之通称也。其骨一名脊骨，一名膂骨，俗呼脊梁骨。其形一条居中，共二十一节，下尽尻骨之端，上载两肩，内系脏腑。其两旁诸骨，附接横叠，而弯合于前，则为胸胁也。

腰骨：腰骨，即脊骨十四椎、十五椎、十六椎间骨也。

尾（骶）骨：尾（骶）骨，即尻骨也。其形上宽下窄，上承腰脊诸骨。两旁各有四孔，名曰八髎穴。其末节名曰尾闾，一名骶端，一名橛骨，一名穷骨，俗名尾椿。

髃骨：髃骨者，肩端之骨，即肩胛骨臼端之上棱骨也。其臼含纳臑骨上端，其处名肩解，即肩锹与臑骨合缝处也，俗名吞口，一名肩头。其下附于脊背，成片如翅者，名肩胛，亦名肩髆，俗名锹板子骨。

臑骨：臑骨，即肩下肘上之骨也。自肩下至手腕，一名肱，俗名胳膊，乃上身两大支之通称也。

肘骨：肘骨者，胳膊中节上、下支骨交接处也，俗名鹅鼻骨。

臂骨：臂骨者，自肘至腕有正辅二根。其在下而形体长大，连肘尖者为臂骨。其在上而形体短细者为辅骨，俗名缠骨。叠并相倚，俱下接于腕骨焉。

腕骨：腕骨，即掌骨，乃五指之本节也。一名壅骨，俗名虎骨。其骨大小六枚，凑以成掌，非块然一骨也。其上并接臂、辅两骨之端，其外侧之骨名高骨，一名锐骨，亦名踝骨，俗名龙骨，以其能宛屈上下，故名曰腕。

五指骨：五指之骨，名锤骨，即各指本节之名也。

竹节骨：竹节骨，即各指次节之名也。

胯骨：胯骨，即髋骨也，又名髁骨。

环跳：环跳者，髋骨外向之凹，其形似臼，以纳髀骨之上端如杵者也，名曰机，又名髀枢，即环跳穴处也。

大楗骨：一名髀骨，上端如杵，入于髀枢之臼，下端如锤，接于胻骨，统名曰股，乃下身两大支之通称也，俗名大腿骨。

膝盖骨：膝盖骨，即连骸，亦名髌骨。形圆而扁，覆于楗、胻上下两骨之端，内面有筋联属，其筋上过大腿，至于两胁，下过胻骨，至于足背。

胻骨：胻骨，即膝下踝上之小腿骨，俗名臁胫骨者也。其骨二根：在前者名成骨，又名骭骨，其形粗；在后者名辅骨，其形细，又俗名劳堂骨。

踝骨：踝骨者，胻骨之下，足跗之上，两旁突出之高骨也。在内者名内踝，俗名合骨；在外者为外踝，俗名核骨。

跗骨：跗者，足背也，一名足跌，俗称脚面，其骨乃足趾本节之骨也。

足五趾骨：趾者，足之指也。名以趾者，所以别于手也，俗名足节。其节数与手之骨节同。大指本节后内侧圆骨努突者，一名核骨，又名核骨，俗呼为孤拐也。

跟骨：跟骨者，足后跟骨也。上承胻、辅二骨之末，有大筋附之，俗名脚挛筋。其筋从跟骨过踝骨，至腿肚里，上至腘中，过臀抵腰脊至顶，自脑后向前至目眦，皆此筋之所达也。

二、手法常用穴位定位

《灵枢经》骨度尺寸：

1. 头部 头发以下至背，骨长二寸半。（自后发际以至大椎项骨三节处也。）

按：①头部折法：以前发际至后发际，折为一尺二寸；如发际不明，则取眉心，直上后至大杼骨，折作一尺八寸，此为直寸。②横寸法：以眼内角至外角，此为一寸，头部横直寸法，并依此。

2. 胸腹部

（1）结喉以下，至缺盆中，长四寸。（此以巨骨上陷中而言，即天突穴处。）

（2）缺盆以下，髑骭之中，长九寸。

（3）胸围四尺五寸。

（4）两乳之间，广九寸半。（当折八寸为当。）

（5）髑骭中下至天枢，长八寸。（天枢，足阳明穴名，在脐旁，此指平脐而言。）

（6）天枢以下至横骨，长六寸半，横骨长六寸半。（毛际下骨曰横骨。）

（7）两髀之间，广六寸半。

按：①此古数，以今用上下穴法参较，多有未合，宜从后胸腹折法为当。②两髀之间，广六寸半。此当两股之中，横骨两头之处，俗名髀缝。③胸腹折法：直寸以中行为之，自缺盆中天突穴起，至歧骨际上，中庭穴止，折作八寸四分；自髑骭上歧骨际，下至脐心，折作八寸；脐心下至毛际曲骨穴，折作五寸；横寸以两乳相去，折作八寸；胸腹横直寸法，并依此。

3. 背部

（1）脊骨以下至尾骶二十一节，长三尺。（脊骨，脊骨也。脊骨外小而内巨，人之所以能负任者，以是骨之巨也。脊骨二十四节，今云二十一节者，除项骨三节不在内。）

（2）腰围四尺二寸。

按：①自大椎至尾骶，通折三尺。②上七节，各长一寸四分一厘，共九寸八分七厘。③中七节，各一寸六分一厘，共一尺一寸二分七厘。④第十四节与脐平。⑤下七节各一寸二分六厘，共八寸八分二厘。⑥共二尺九寸九分六厘，不足四厘者，有零未尽也。⑦直寸依此，横寸用中指同身寸法。⑧脊骨内阔一寸。⑨凡云第二行侠脊一寸半，三行侠脊三寸者，皆除脊一寸外，净以寸半三寸论，故在二行当为二寸，在三行当为三寸半也。

4. 侧部

（1）自柱骨下行腋中不见者，长四寸。（柱骨，颈项根骨也。）

（2）腋以下至季胁，长一尺二寸。（季胁，小肋也。）

（3）季胁以下至髀枢，长六寸。（大腿曰股，股上曰髀，楗骨之下，大腿之上，两骨合缝之所，曰髀枢，当足少阳环跳穴处也。）

（4）髀枢下至膝中，长一尺九寸。

（5）横骨上廉下至内辅之上廉，长一尺八寸。（骨际曰廉，膝旁之骨，突出者曰辅骨，内曰内辅，外曰外辅。）

（6）内辅之上廉以下至下廉，长三寸半。（上廉、下廉可摸而得。）

（7）内辅下廉下至内踝，长一尺二寸。

（8）内踝以下至地，长三寸。

5. 四肢部

（1）肩至肘，长一尺七寸。

（2）肘至腕，长一尺二寸半。（臂之中节曰肘。）

（3）腕至中指本节，长四寸。（臂掌之交曰腕。）

（4）本节至末，长四寸半。（指之后节曰本节。）

（5）膝以下至外踝，长一尺六寸。

（6）膝腘以下至跗属，长一尺二寸。（腘，腿弯也。跗，足面也。膝在前，腘在后。跗属者，凡两踝前后胫掌所交之处，皆为跗之属也。）

（7）跗属以下至地，长三寸。

（8）外踝以下至地，长一寸。

（9）足长一尺二寸，广四寸半。

按：①骨度乃《灵枢·骨度》之文，论骨之长短，皆古数也。②然骨之大者则太过，小者则不及，此亦言其则耳。③其周身手足折量之法，用前中指同身寸法为是。同身寸量法，详刺灸书中。

三、手法点穴参考经络图

手法点穴经络图见图 2-10～图 2-24。

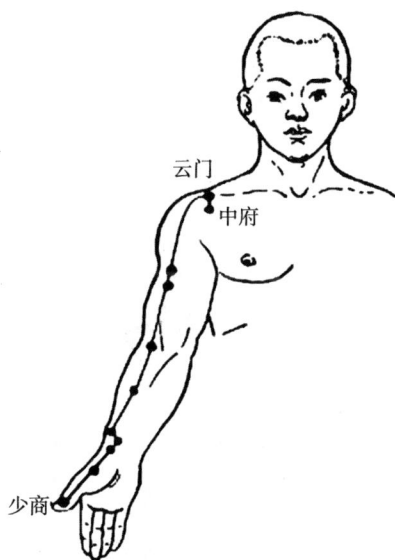

图 2-10 手太阴肺经

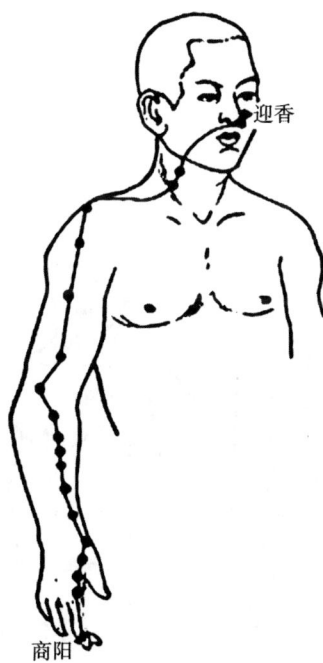

图 2-11 手阳明大肠经

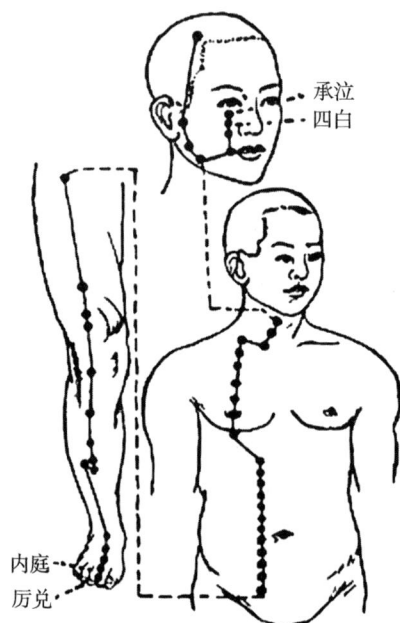

图 2 - 12　足阳明胃经

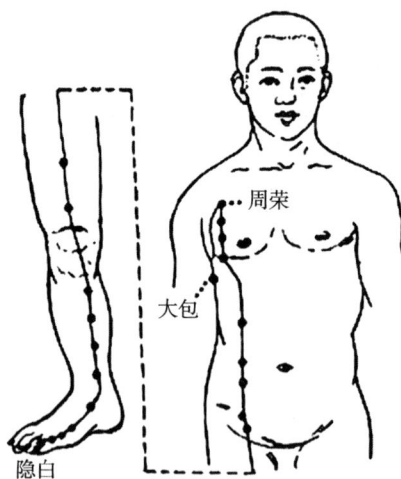

图 2 - 13　足太阴脾经

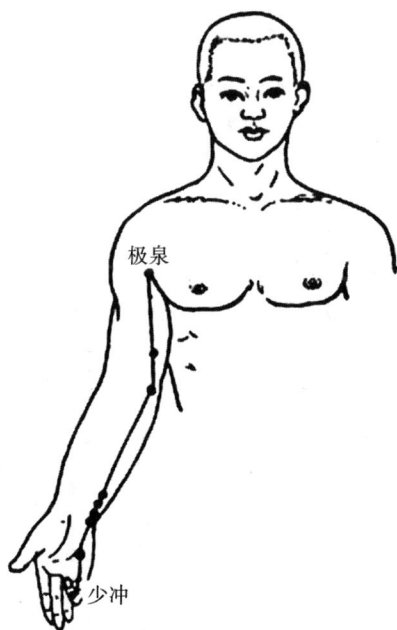

图 2-14　手少阴心经

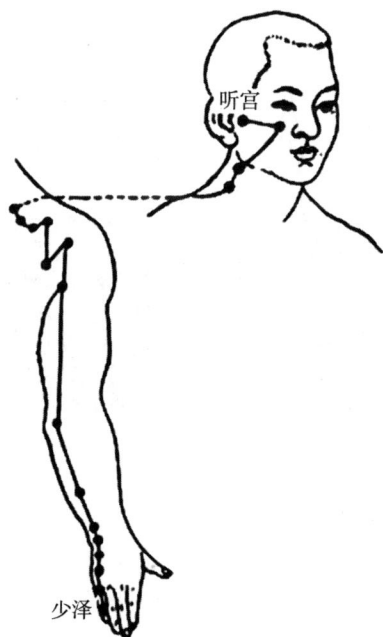

图 2-15　手太阳小肠经

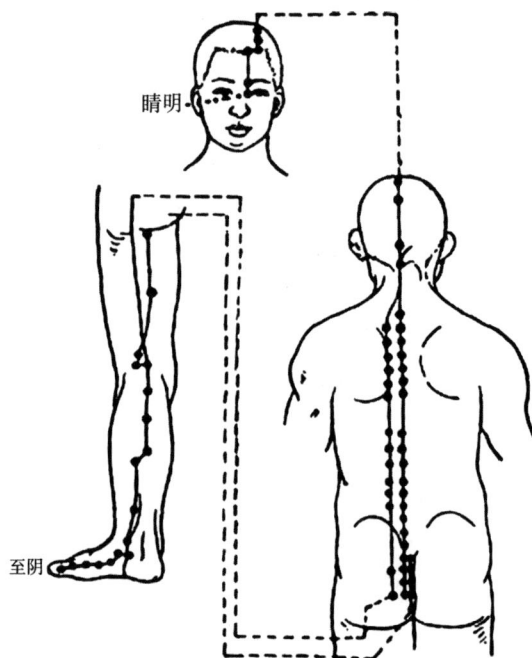

图 2 - 16　足太阳膀胱经

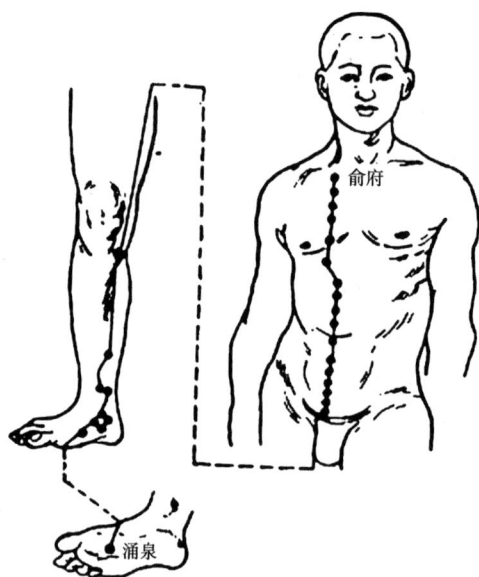

图 2 - 17　足少阴肾经

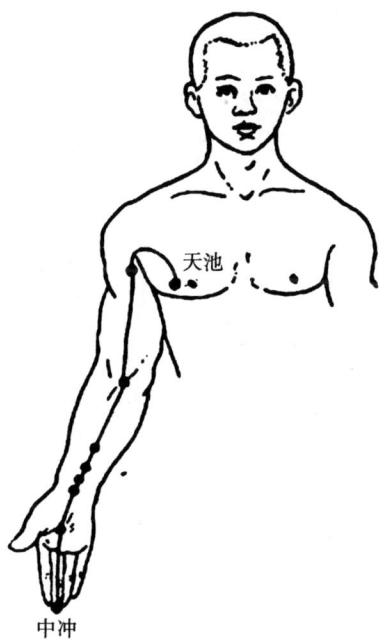

天池

中冲

图 2-18　手厥阴心包经

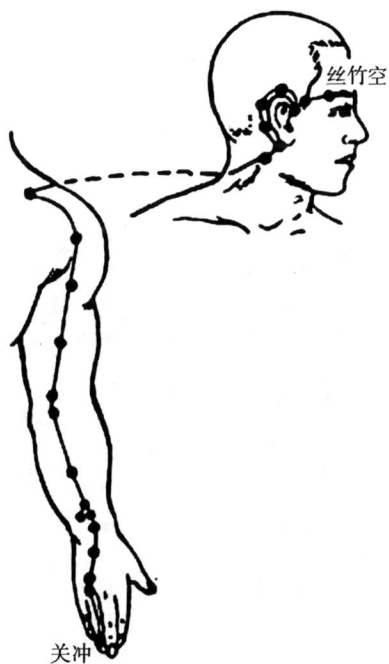

丝竹空

关冲

图 2-19　手少阳三焦经

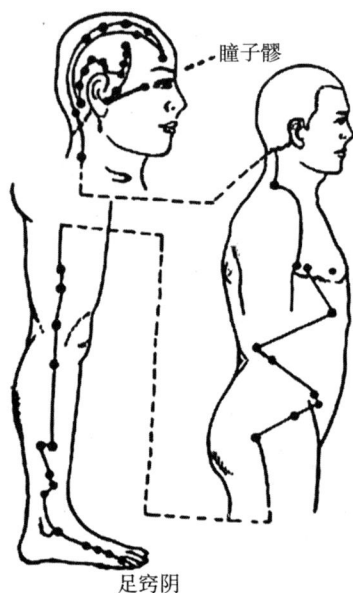

瞳子髎

足窍阴

图 2-20　足少阳胆经

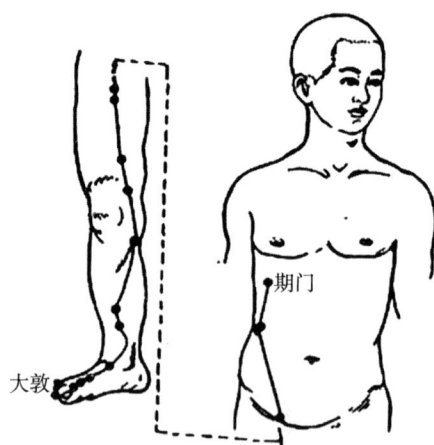

期门

大敦

图 2-21　足厥阴肝经

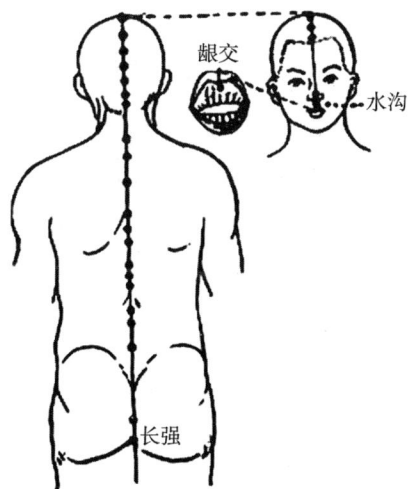

图 2 - 22　督脉

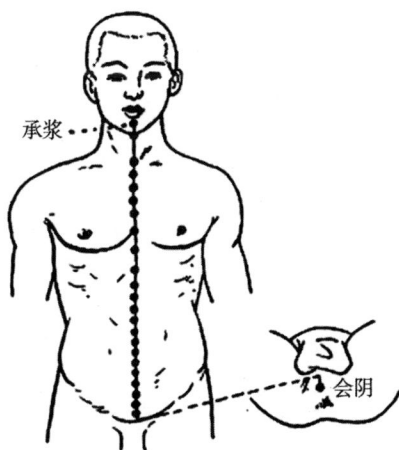

图 2 - 23　任脉

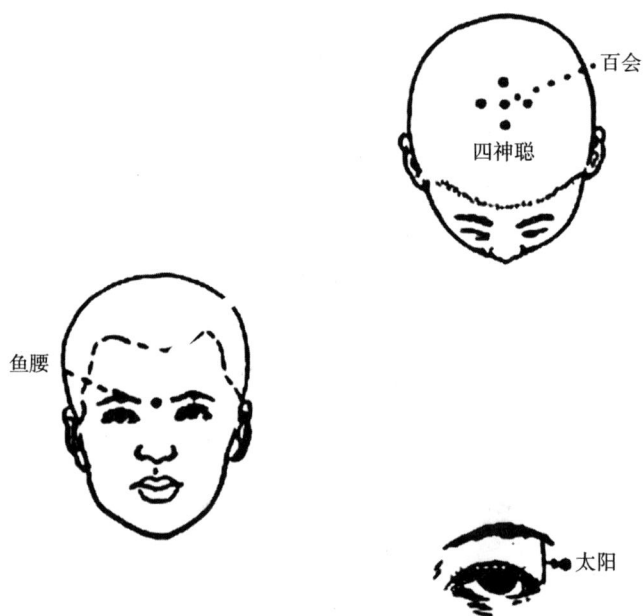

图 2 - 24 头部经外奇穴

第三章　罗氏正骨技法

第一节　正骨总则

正骨手法之实施，应以精确的手法为基础，本书将对罗氏正骨法临床中常用的基础手法进行详细介绍。

罗氏正骨手法历史悠久，在临床应用和总结中得出了自己特有的一些手法心要，简略阐述如下。

一、五言三十七字令

摸接端提拉，扳拨按摩压。

顶挤蹬揉捏，松解点穴"法"。

捧拢复贴"用"，旋转"与"推拿。

摇摆挂牵引，分离叩击打。

再次提五言三十七字令，非常重要。以上五言八句诗，除去引号所标三字外，其余三十七个字即是罗氏正骨的三十七种基本手法的名称，是罗氏正骨手法的基础，也是临床应用的基础。凡学习罗氏正骨，必以此三十七种手法为入门课程和进步的基石，认真学习，仔细研究，坚持练习，熟练掌握。只有这样，才能在诊疗中根据不同的病情，灵活运用，获得好的疗效。

二、手法治疗三要素

罗氏手法在临床应用时有三点要素非常重要，即力点、量、角度。

力点：是指在遇到病患时，根据其病情、病位、病性的不同，选择最为合适的作用点施以手法。准确施力点的选择是好的疗效的保证。

量：是指选择施力点以后，作用在其上的手法的量，包括合适的力度、深度、频次等。合适的量的选择，既保证了达到理想的治疗效果，也避免了过度治疗给患者带来二次伤害的可能，最大限度地保护了患者，并在有效的前提下体现了罗氏正骨的安全性。

角度：是指每一种手法施用时都有其特定角度的要求，应严格遵守。罗氏正骨法历史悠久，其理论基础源于中医经脉学、经筋学、骨伤学、筋伤学，同时又与人体解剖学紧密相连，这使得罗氏正骨手法的操作都有其特别的角度要求。比如有的手法和经脉走行的方向或顺或逆，以达到不同的补泻效果。有的手法和经筋走行的方向或者顺行，或者垂直，以起到分离粘连或拨筋复位的作用；有的手法在使用时应控制在一定角度内以达到安全目的，避免危险等。所以手法的角度是三大要素之一。

综上所述，力点、量和角度就好像稳定的三角形，三者缺一不可，手法治愈率高的因素是力点、量和角度上的完美融汇。

三、手法作用四则

手法作用四则为一感、二松、三通、四轻。

感：感觉。指患者所体会到的疼痛或酸、麻、木、胀等感觉，同时也指医生在进行手法治疗时手下不同的感觉。

松：放松和松解。一方面说明医生施以手法时应放松，不宜紧张；另一方面也指治疗后，患者疼痛挛缩而紧张的组织得到了松解。

通：畅通。损伤后的结缔组织被整复、松解后，气血、经络畅通无阻。

轻：轻快。罗氏正骨手法轻灵明快，施用时患者往往不会感到痛苦，就达到了疗效。同时，患者也能体会到治疗后的轻快感觉。

感、松、通、轻四个字表明了罗氏正骨手法的治疗特点和诊疗作用。

第二节　正骨三十七法

本部分将详细论述罗氏正骨所应用的三十七种手法。

1. 接法

接法是正骨方法的总称。《医宗金鉴·正骨心法要旨》说："接者谓使已断之骨合拢一处，复归于旧也。凡是骨之跌伤错落，或断而两分或折而下陷，或碎而散乱，或歧而旁突，相其形势，徐徐接之，使断者复续，陷者复起，碎而复完，突者复平。或用手法，或用器具，或手法器具分先后而兼用之。是在医者之通达也。"凡是使断骨接续在一起的方法，都称为接法。

治疗范围：骨折的治疗常用此手法，如锁骨、肱骨、尺桡骨、胫腓骨等骨折的治疗过程使断骨合拢的手法。

2. 端法

端法是用两手或一手拿定应端之处，从下向上或从外向内侧端托的手法（图 3 - 1）。

治疗范围：骨折、脱位、筋伤，如颈椎错位、颈部软组织扭伤及落枕。临床四肢骨折的端法为托远端凑近端，肩关节脱位端关节肱骨头等都用端法。

3. 提法

提法是将陷下之骨提出还原的手法。提法可用手提或用绳索提，使断骨复位（图 3 - 2）。

治疗范围：伤筋的治疗常用此手法，如斜方肌、背肌等伤筋。锁骨、肋骨、尺桡骨、胫腓骨骨折的治疗过程均有提的手法。治疗肩周炎也用提晃上肢等手法。

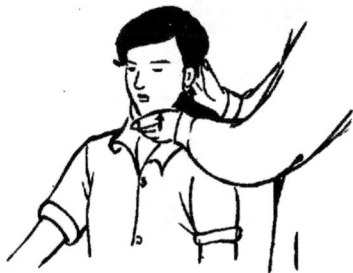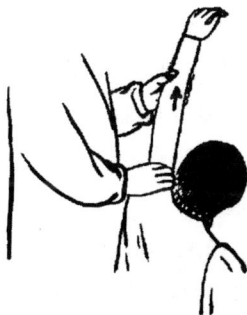

图 3 - 1 端法   图 3 - 2 提法

4. 捏法

捏法是用单手或双手拇指和其余四指并拢的指腹在患处紧捏，轻重适当的手法（图 3 - 3）。

治疗范围：脱位及骨折。如指、趾、关节脱位，斜行骨折、横断骨折和其他类型的骨折（无重叠现象者），以及尺、桡关节分离等。

5. 按法

按法是用单手或双手掌根、手指按患处及伤患部两端的手法（图3 - 4）。

治疗范围：脊柱骨折伴脱位，胸锁、肩锁、胸肋等关节脱位，四肢各部骨折、移位、成角畸形的治疗，腰背部筋伤等的治疗也用按法。

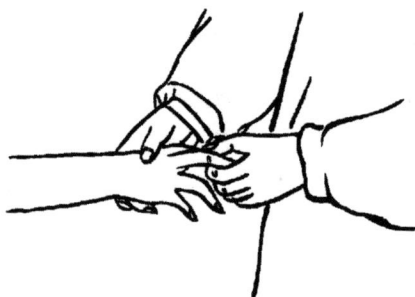

图3-3　捏法

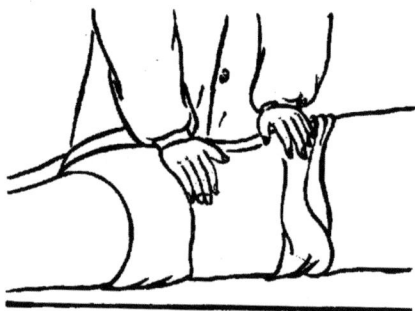

图3-4　按法

6. 推法

推法是用手指或手掌根部将错位、折骨、扭筋推回正常位置的手法（图3 -5）。

治疗范围：筋伤之瘀血肿胀、脊柱侧弯、腰椎间盘突出症、骶髂关节错位、腱鞘囊肿等的治疗。

7. 拉法

拉法是用单手或双手施力于患部上下两端，对抗牵拉的手法（图3 -6）。

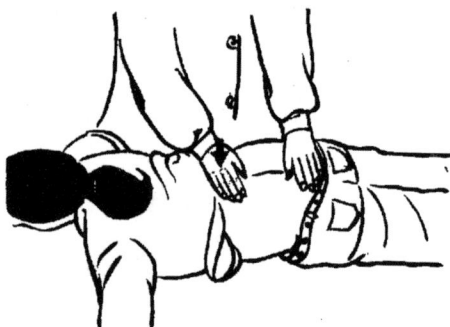

图3-5　推法

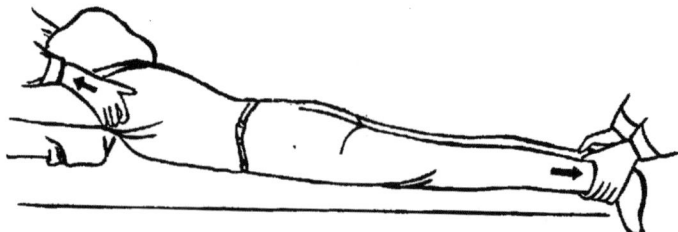

图3-6　拉法

治疗范围：关节脱位及骨折，如移位有重叠、成角畸形者。拉法是骨折整复的重要一步，它不仅可以矫正重叠、成角畸形等，而且可以矫正侧方移位的一部分，所以施力要适当。临床颈椎骨折脱位、腰椎骨折脱位及四肢骨折脱位等的拉力并不相等，因此只有施行拉法的助手用力主动与医者配合，才能提高整复的成功率。

8. 扳法

扳法是用手扳头部、肩部及四肢的手法（图 3 -7）。

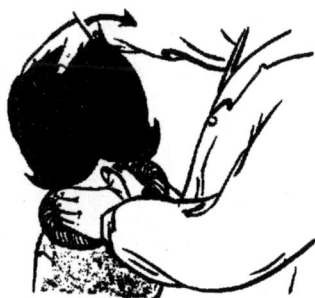

图 3 -7　扳法

治疗范围：颈椎病，扳头部。胸椎病，扳肩部。腰椎病，扳动肩与髋等。

9. 复贴法

复贴法是用拇指指腹及掌根在伤处进行复贴复位的手法。将剥离、移位、撕脱、骨折造成的筋伤，用拇指及掌根整复到原来的解剖部位。此手法是贯穿于治疗骨折、脱位、筋伤始终的不可缺少的重要手法（图 3 -8A、图 3 -8B）。

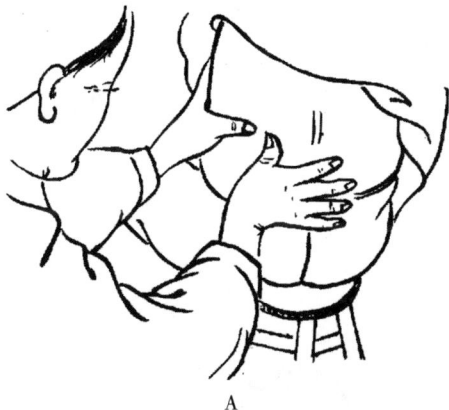
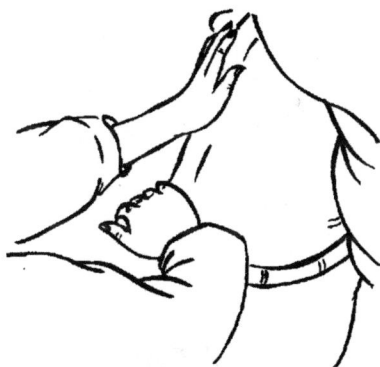

A　　　　　　　　　　　　　　　　B

图 3 -8　复贴法

10. 扳拨法

扳拨法是用一手扶患者额部，另一手置于错位、成角、畸形、偏歪、隆起的部位，扶额部之手，用回旋扳转力轻扳头部，置于隆起部位之手拇指拨推隆起部位，两手同时用力的手法（图 3 -9）。

治疗范围：颈椎骨折、脱位、半脱位，颈椎间盘突出症，颈椎关节紊乱症，落枕及筋伤造成畸形等的治疗。

11. 分离法

分离法是单手或双手拇指端置于患处，左右、上下、前后分离的手法（图 3 - 10A、图 3 - 10B）。

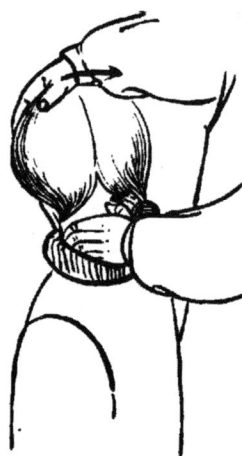

治疗范围：主要治疗骨折、关节脱位、筋伤后造成的粘连、挛缩、瘢痕、增生等。当摸不到粘连、增生、挛缩的软组织部位时，要利用人体生理特点来互相制约，以达到治疗的目的。这种制约包括医者手法的助力和患者本人自身运动的帮助。

12. 挂法

挂法是双手按、推、端、挟送几种手法连贯动作的手法，常用于整复杵臼关节脱位（图 3 - 11A、图 3 - 11B）。

图 3 - 9　扳拨法

治疗范围：下颌关节脱位及肩关节脱位等。

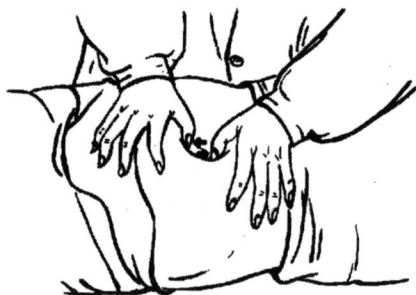
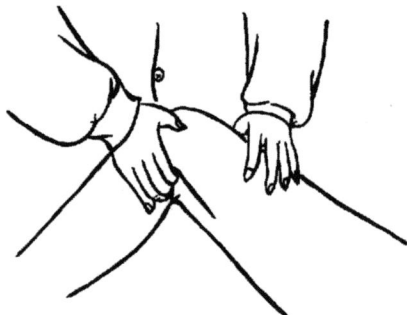

A　　　　　　　　　　　　B

图 3 - 10　分离法

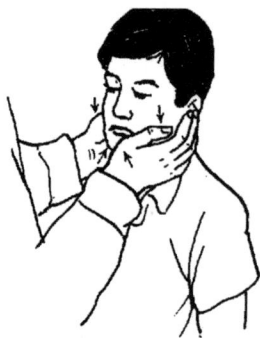
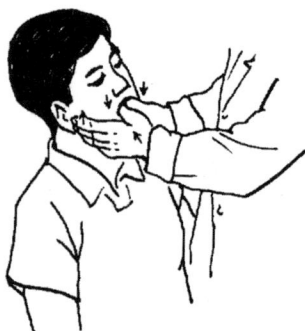

A　　　　　　　　　　　　B

图 3 - 11　挂法

13. 推转法

推转法是一手握骨折近端，另一手握其远端，再用力牵拉、推转的手法。转动推转的方向与骨折旋转畸形相反，以使骨折旋转错位复归原位。

治疗范围：各种长骨干螺旋形骨折。

14. 摇摆法

摇摆法是一手或双手握住损伤的关节远端，或一手握远端，另一手握损伤的关节处，做各方向的旋转活动的手法（图3-12A、图3-12B）。

治疗范围：主要治疗肩、肘、腕、髋、膝、踝等关节部位的损伤，以分离粘连，松弛痉挛，恢复僵硬关节的活动功能。

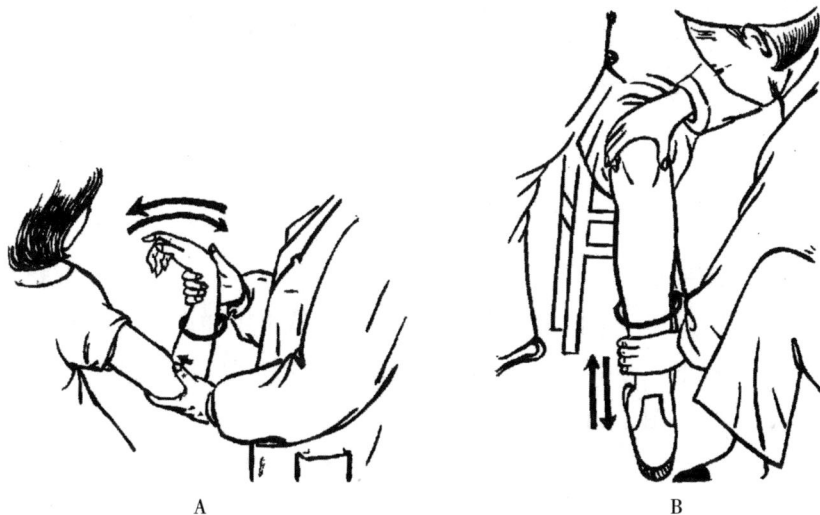

图3-12　摇摆法

15. 回旋法

回旋法是两手分别握住远近端骨折段，按原来骨折移位的方向，逆向回旋，导引断端相对，使骨折复续的手法。

治疗范围：此手法多用于骨折断端之间有软组织嵌入的股骨干或肱骨干骨折，或经过不正确的处理造成背后移位的斜面骨折。回旋法操作时必须谨慎，以免损伤血管、神经。如感觉有软组织阻挡，即应改变回旋方向，使背靠背的骨折断端变成面对面的骨折后，再整复其他移位。施回旋手法时要在助手的牵拉下进行。

16. 分筋手法

分筋手法是用双手拇指或单手拇指在患处与纤维韧带、肌肉呈垂直方向弹拨的手法（图3-13A、图3-13B）。

治疗范围：主要用于颈椎病、脊柱疾患的治疗，如颈部项韧带、斜方肌、冈上肌、腰肌、四肢肌筋等。对于慢性损伤，分筋手法可分离软组织的粘连及筋翻筋错、神经离位等，有疏通经络、促进局部气血循环、和营调气等作用。

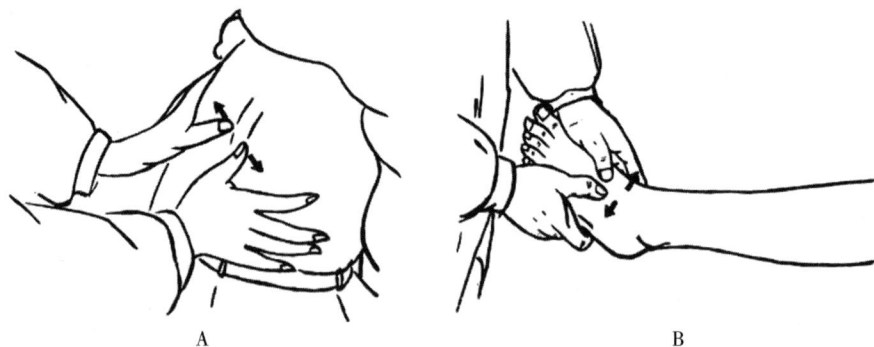

图3-13　分筋手法

17. 理筋手法

理筋手法是用双手拇指或单拇指将移位的软组织如韧带、肌腱、肌纤维、神经等扶正，再用拇指指腹或掌根部按压推复平，使组织恢复正常解剖位置的手法（图3-14A、图3-14B）。

治疗范围：主要用于颈肩、腰臀、四肢筋伤。软组织急性损伤，以用此法为主。本法也是治疗脊柱骨折、四肢骨折的辅助手法之一。古人讲："凡肌筋隆起，必有骨错。"故在治疗骨关节错缝时，也须先适当使用理筋手法。

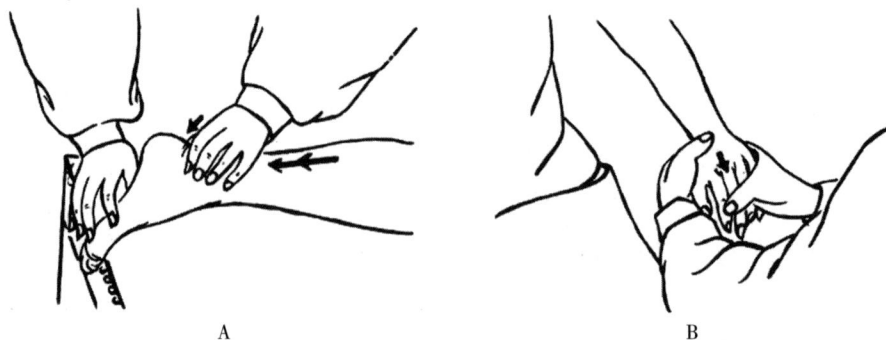

图3-14　理筋手法

18. 解痉法

解痉法是用手指腹、掌根部在筋伤部位周围、关节邻近处施抚摸、揉、擦、搓、拿、拍击、点压等多变的手法（图 3 - 15A、图 3 - 15B）。

治疗范围：此手法灵活多变，是缓慢而轻柔的手法，主要用于间接暴力或直接暴力所致的闭合性筋伤，局部组织痉挛性疼痛，软组织发紧僵硬，或邻近关节部位的软组织受累，以及关节脱位、骨折、脊柱疾患整复前。整复前的解痉手法，可减少患者痛苦，提高疗效，缩短恢复期。

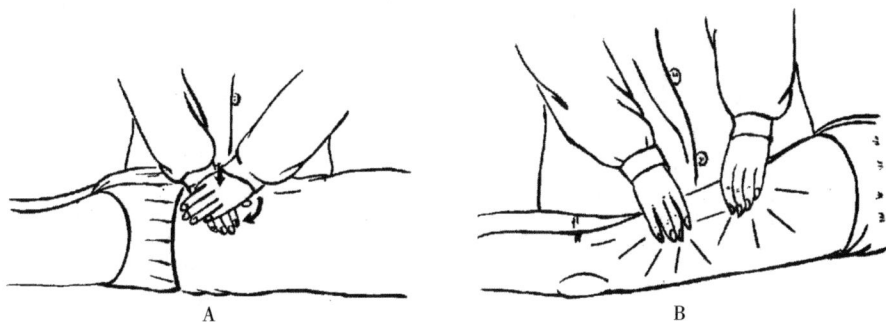

图 3 - 15 解痉法

19. 点穴法

点穴法是用拇指或中指及其他各指（按其部位适当选用手指），循经取穴点压的手法。取穴多在伤患部及其上下附近（图 3 - 16A、图 3 - 16B）。

治疗范围：主要用来疏通经络，调和气血，调解神经功能，治疗陈旧性筋伤以及因感受风寒湿引起的疼痛，如神经痛、关节痛等。若手法使用适当，皆有手到病除之功。

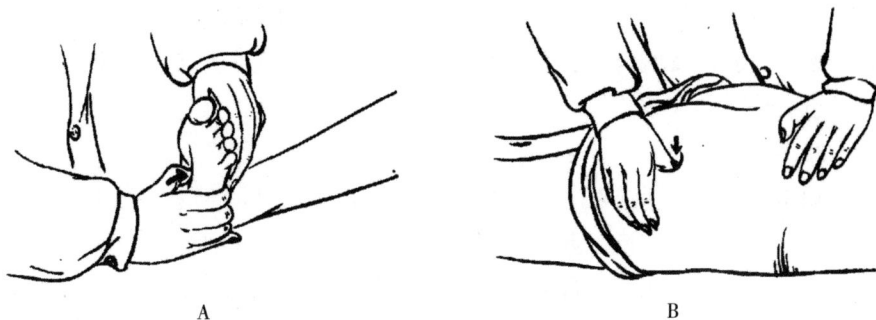

图 3 - 16 点穴法

20. 揉法

揉法是用手指及掌根部在治疗部位或穴位上，做圆形或螺旋形揉动的手法。揉时手指不离开接触的皮肤，力量应缓慢而均匀，使该处的皮下组织随手的旋揉而滑动，并使患者感到舒适、微热（图 3 - 17A、图 3 - 17B）。

治疗范围：适用于肌筋损伤、关节脱位、骨折整复前的软组织松解、髌骨损伤、手指和足趾损伤、脊柱疾患等的治疗。本法具有散寒邪、行气血、通经络、止疼痛的作用。

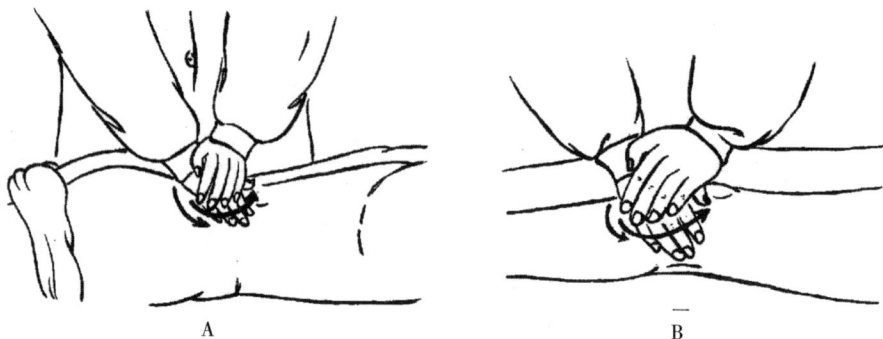

图 3 - 17　揉法

21. 按压法

按压法是用单手或双手指腹、掌根在治疗部位进行按压，或用各指并拢按压的手法。若用一手掌力量达不到所需力的目的时，可将两手掌重叠进行按压，必要时还可屈肘用肘部鹰嘴突按压；按压之力应达肌肉深层，手法可以是间歇性或连续性的（图 3 - 18A、图 3 - 18B）。

治疗范围：用于全身大肌肉群，尤其是坐骨神经的上端。对一切疼痛、腰背肌胀痛及肌肉肌腱发硬均能收效。对一些截瘫患者萎缩肌群的恢复，也有一定的疗效。

22. 拍击法

拍击法是用单手或双手指腹或手掌轻轻拍击患处的手法。拍击时腕部放松，灵活轻巧，有反弹劲。两手操作时，动作要协调配合。

治疗范围：适用于胸部和腰部因用力不当或受剧烈之闪扭引起的脏腑组织被牵扯，出现疼痛的情况和岔气等。本法有调理气血、缓解胸腹闷痛、消除肢体酸胀等作用。

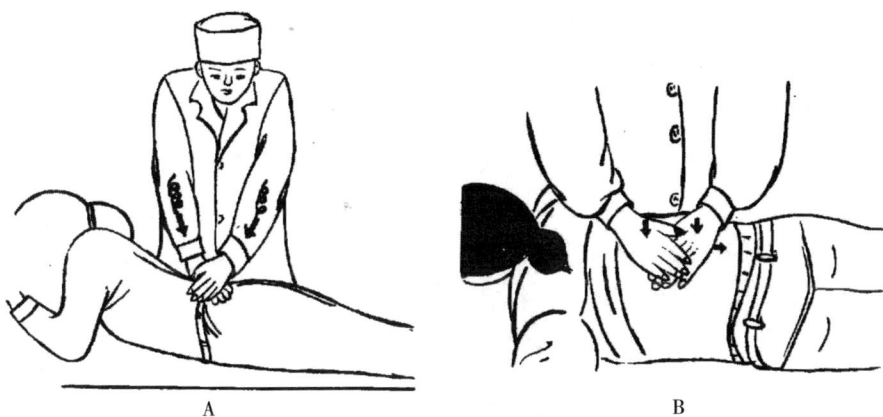

图 3 – 18　按压法

23. 脊柱旋转复位法

患者端坐于方凳上，助手扶持按住固定健侧下肢。最好坐在特制的座位上，用布带固定患者健侧大腿部。医者坐患者背后，用一手拇指顶住偏歪的棘突，向健侧推，另一手使脊柱向棘突偏歪侧顺时针或逆时针旋转。两手协调动作，将偏歪的棘突拨正，使邻近椎体恢复正常解剖位置，达到恢复脊柱正常的内在平衡关系（图 3 – 19A、图 3 – 19B）。

治疗范围：寰枢关节脱位、颈椎综合征、胸椎小关节紊乱、腰椎小关节紊乱、腰椎间盘突出症等。

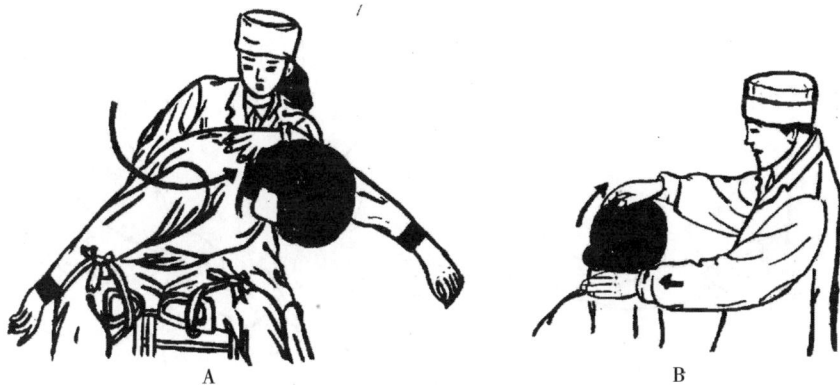

图 3 – 19　脊柱旋转复位法

24. 摇晃伸屈法

摇晃伸屈法是使患者关节进行被动摇晃的手法。

治疗范围：软组织损伤。主要用来舒筋活络，通利关节，解除筋伤部位的粘连等。肘关节、髋关节脱位也使用旋转屈伸的手法配合治疗。

25. 牵引法

牵引法是在伤肢远端，沿其纵轴用手牵拉，以矫正重叠移位的骨折和脱位的方法（图3–20）。

治疗范围：用于脊柱骨折脱位、四肢骨折有重叠移位者。按照"欲合先离，离而复合"的原则，进行对抗牵引。

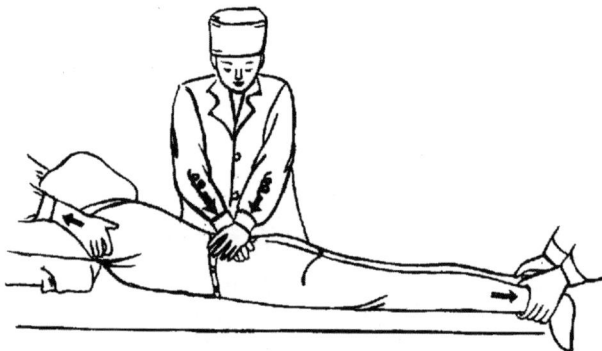

图3–20　牵引法

26. 分骨法

分骨法是用手指在骨折部捏骨间隙，使靠拢的骨折断端分离开的治疗手法（图3–21A、图3–21B）。

治疗范围：所有两骨并列部位发生的骨折（因骨间肌或骨间膜的收缩而使骨折互相靠拢），如桡尺骨骨折、胫腓骨骨折、掌骨骨折、跖骨骨折等。

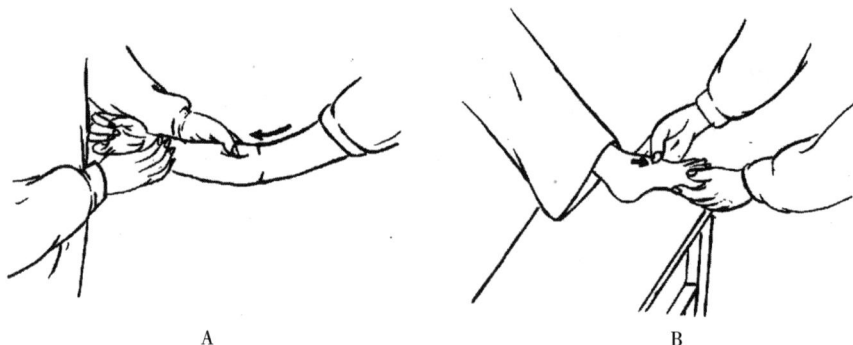

A   B

图3–21　分骨法

27. 反折法

反折法是两手拇指抵压于突出的骨折一端，其余四指重叠环抱于下陷骨折另一端，加大骨折端原有的成角，依靠拇指感觉骨折远近段断端的骨皮质已经相接，而后骤然反折的手法。反折时环抱于骨折端的四指，将下陷一端猛向上提，而拇指仍然用力将突出的骨折另一端继续向下推压，使拇、食指中间形成一种捻搓力（剪力）。用力大小以原来重叠移位多少而定；用力的方向可正可斜。单纯前后方移位重叠者，正折顶；同时有侧方移位者，斜向折顶。

治疗范围：横断和锯齿形骨折。如患者肌肉发达，单靠牵引力量不能完全矫正重叠移位时，可用此手法。这一手法不但可以解决重叠移位，而且可随之矫正侧方移位，多用于前臂骨折。

28. 拿法

拿法是用手指拿捏患处的筋肉，轻重适宜，从近端向远端自上而下拿捏，或拿住骨折处，便于接骨等的手法（图 3 - 22A、图 3 - 22B）。本法能解除肌肉的痉挛，使血脉流畅，筋络宣通。

治疗范围：主要用于腰腿痛、颈椎病、腰椎间盘突出症引起的一系列症状。此法活血通络，解痉止麻，能缩短恢复期，减少患者的痛苦，是必不可少的手法之一。

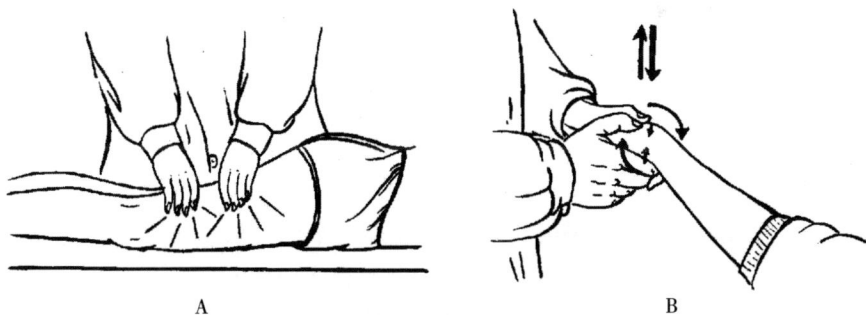

A

B

图 3 - 22　拿法

29. 旋转屈伸法

旋转屈伸法是使患者关节进行被动旋转屈伸活动的手法。本法主要用于舒筋活络，通利关节，解除筋伤后的粘连等。髋、肩、肘关节脱位也可使用旋转屈伸手法（图 3 - 23）。

30. 拔伸牵引法

拔伸牵引法是在伤肢远端沿其纵轴用一手或双手施行牵拉，以矫正重叠移位的手法。凡重叠移位的骨折、脱位都必须应用此法来整复。

拔伸牵引，主要是克服肌肉拉力，矫正重叠移位，恢复肢体长度。按照"欲合先离，离而复合"的原则，开始牵引时，肢体保持原来的位置，先沿肢体纵轴，将远近骨折段对抗牵引，把刺入骨折部周围软组织内的骨折断端慢慢拔伸出来。然后再按照整复步骤施法，用力牵引，力量适当（图3-24A、图3-24B）。

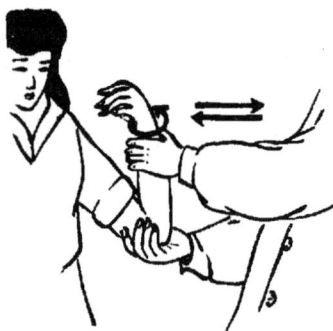

图3-23 旋转屈伸法

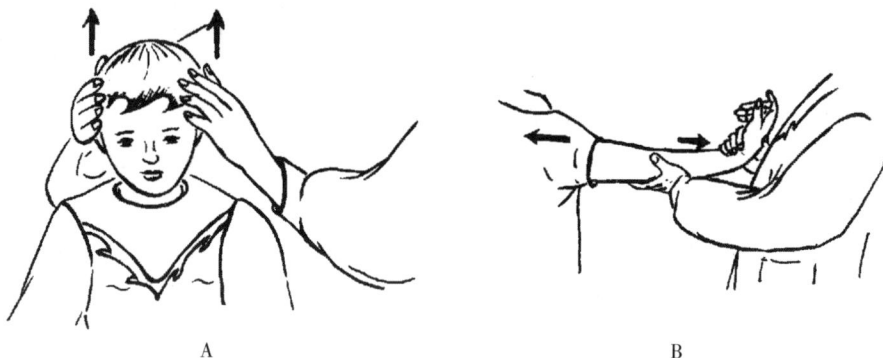

A

B

图3-24 拔伸牵引法

31. 捻法

捻法是拇指和食指指端，相对而呈钳形，在关节附近提起肌筋进行捻动的手法。此法要领与提弹手法不同，提弹是将肌肉、肌筋提起，用拇指向侧方弹后，迅速放开。本法是提起后做捻转的动作，然后慢慢松手。本法动作幅度较小，用力缓慢轻柔，多用于关节附近的肌肉、肌腱。捻时若患者有酸胀感觉，则是手法正确而产生的效果。此法有祛风、软坚、活血、止痛作用。

治疗范围：多用于颈肩、四肢关节的肌肉、肌腱处，治疗风湿、麻痹及陈旧性筋伤。

32. 运法

运法是用拇指指腹或掌根在所选择的经穴周围做圆形或螺旋形的运摩、揉动的手法。本手法轻缓柔和，以仅能接触肢体皮肤部位，患者感到轻松舒适为宜。

治疗范围：前臂及手掌、背、腰、臀部的肌肉损伤、肿胀疼痛。

33. 搓法

搓法是拇指及食指指腹呈钳形，对称捏着机体局部搓动的手法。或用手掌根部平放于机体，上下搓动也可以。操作时用力要均匀，不宜太重。动作协调，先慢后快，以使被搓部位有轻松的感觉为度。

治疗范围：用于上肢、指、趾关节及腰背等部位，可舒筋活络，活血止痛。

34. 掐法

掐法是拇指、食指或中指的末节呈屈曲状，以屈曲之指端，在身体某部穴位处深掐的手法。在操作过程中，此法包括五个小手法——摸、分、弹、推、揉，即先摸准穴位，分开周围的血管和肌腱，避免肌紧张，然后掐到深部进行弹推，手法结束时再逐渐轻揉被掐部位。

注意手的力量应贯注于指端，深达骨面，动作不能过猛过急，以免损伤软组织。掐的强度以有胀感为宜，掐后应轻揉患部，以缓解不适之感。治疗后以患部有轻松舒适之感为宜（图 3 - 25A、图 3 - 25B）。

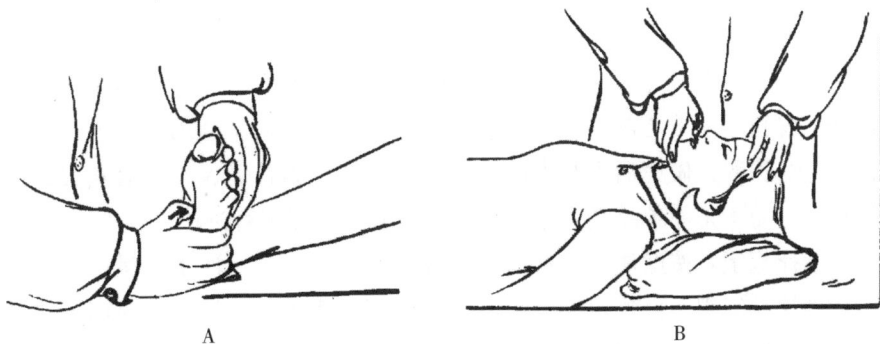

A   B

图 3 - 25　掐法

治疗范围：急救，如因虚脱而昏厥时，可掐人中。热极昏厥中暑时可掐涌泉。每于手法后，均可立刻收效。本法对于骨及筋伤后遗症、风湿关节痛、软组织粘连，效果亦较显著。

35. 侧掌手法

侧掌手法是两手各指伸直，并自然稍稍分开，以手的尺侧缘（小指的一侧）击砸肌肉的手法（图3-26A、图3-26B）。操作时，两腕放松，动作灵活，节奏自然，力量均匀，不可蛮力。

治疗范围：本法有兴奋肌纤维、松弛神经的作用，能消除疲劳和疼痛，凡四肢和躯干以及肌肉较多的部位，均可用此手法。对一些瘫痪患者及陈旧性损伤兼外邪风寒湿引起的酸胀疼痛也有疗效。特别是在劳作后，本手法有利于消除肌肉的疲劳和疼痛。此法新伤慎用或不用。

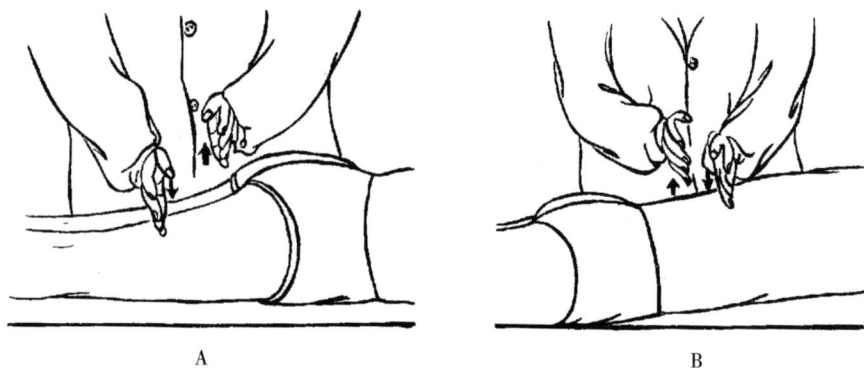

A   B

图3-26 侧掌手法

36. 按摩法

按摩法是单手或双手重叠，全掌掌根和指腹紧贴于皮肤上，做直线或圆形、回旋摩动的手法。此法可单独用，也可以在揉捏、搓捏手法中贯穿使用（图3-27A、图3-27B）。操作时注意：①松肩，垂肘，塌腕，手掌紧贴于皮肤，掌下之皮肤、肌肉随手掌一起回旋摩动。②用力稍大，作用直达组织深部，做完后皮肤表面不应发红。③发力在肩，力由肩及肘，由肘及手，而不是简单手动，用力要均匀协调，速度不宜过快。

治疗范围：按摩法可贯穿运用在各个手法中。其目的主要是使按摩效能达到深部组织；面积较大、肌肉肥厚的部位多采用此法。主要用于腰背部的陈旧性损伤、风湿痛、大腿肌挛痛等。本法可加速血液循环，促进组织新陈代谢，缓解深部肌肉、韧带的紧张或挛缩状态，松解粘连的瘢痕组织，不仅有深部按摩作用，还有表面抚摩的作用。

37. 表面抚摩法

表面抚摩法是用手掌、指腹（五指自然分开伸直）贴于皮肤上，来回

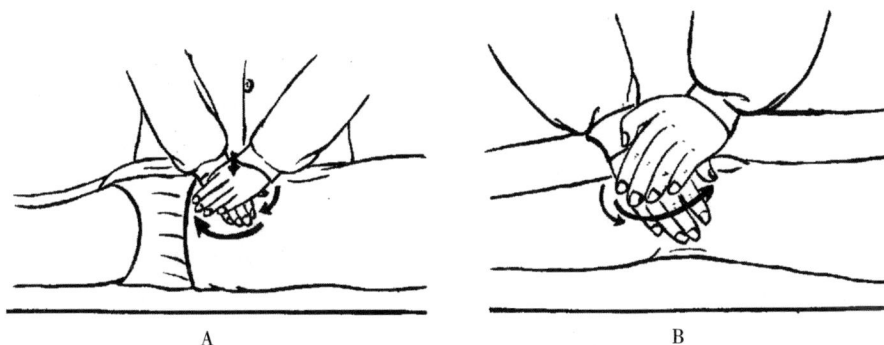

图 3 - 27　按摩法

轻轻做直线或圆形抚摩动作的手法。操作时，松肩，自然屈肘，腕关节伸直，摩动时手不要离开皮肤。注意动作轻柔，用力均匀，以患者感到舒适为宜。

　　治疗范围：本手法在治疗开始和结束时均可使用，也可用于全身各部。操作时可视部位大小不同，而选用不同的手形。较大部位，如四肢、躯干可用手掌，较小部位可用拇指指腹。新伤一两天，或骨折后，或骨痂形成之前，多用表面抚摩法。长时间固定包扎，肌肉萎缩、麻痹患者，在初期也可采用表面抚摩法。表面抚摩法能使皮肤表层衰老的细胞脱落，改善皮脂腺及汗腺功能，止痛、消除麻木，也有镇静催眠的作用。

　　笔者在总结罗老治疗筋伤疾病经验的基础上，结合自身实际临床经验，将"三十七字令"整合凝练，提出了复贴、拖拉、扳拨、分筋、指顶、转摇、挫按、拿捏八种治疗筋伤疾病的手法。"正筋八法"是对"三十七字令"的传承与发扬，也是罗氏手法薪火传承的体现，具有良好的临床应用与推广价值。（内容详见第五章第一节中的"正筋八法"）

第四章 罗氏正骨诊法

诊即诊断，是治疗疾病的前提，是指导医生施术的基础，本章介绍罗氏正骨的诊法。

第一节 基本诊法

一、诊疗要诀

凡正骨者必察其形，询其源，触其位，闻其声，施其法，观其志意与其疾能，方可疗以筋骨之患。言正骨不可治者，未得其术也。恶于正骨者，不可与言至德之巧。伤不许治者，伤必不治，治之功则微矣。

以上文字说明，在应用手法治疗之前，必须先诊断损伤部位的轻重，是否畸形，询问患者损伤的原因。用手轻柔触摸检查损伤的情况，用耳听或用指腹的敏感度觉察筋、骨、肌肉损伤的声音，并观察患者的精神状况及疾病的症状，首先明确诊断，方可对症治疗。对于那些认为正骨手法不能治愈症重、久病的人，是因为他们没有掌握正骨手法的要领。对于不相信正骨手法的人，就不要和他们讲医学道理和轻而巧妙的治疗手法；对于不愿意治疗的患者，他的病就很难能够治好。即使勉强治疗，也不会得到很好的疗效。

二、诊断方法

诊断是治疗疾病的首要工作，只有明确诊断，才能确定正确的治疗方针、措施。罗氏正骨的诊断方法以"望、闻、问、摸"为主体。随着医学科学的迅速发展，借助 X 线检查或更高级的检查手段也很必要，可使诊断更加准确。

望、闻、问、摸四诊的运用，都有其一定的特点，现分别将四诊的特点介绍于下：

1. 望诊

望诊是医生对患者进行观察。如观察患者的表情、健康状况、身体姿态，以及性别等。

望诊不仅与进一步的检查有关，更主要的是与能否立刻施行手法、使用药物，以及迅速急救等有密切关系。

望诊可以初步确定患者受伤的部位、类型和损伤的程度。但对症状较重或病情危急者必须迅速处理。

望诊的步骤如下：

望表情：观察表情和健康情况与辨别受伤的轻重有密切关系。重伤者，若有休克症状，则脸色青紫，口唇苍白，脉搏微弱，呼吸减慢，四肢发凉。这时必须采取一切急救措施，立即进行抢救。但有些患者，是由于剧痛或亲眼看到骨折或关节脱臼畸形引起昏厥，对此必须严密观察，待全身情况稳定后，再处理骨伤。

有的患者比较敏感，虽受伤程度不重，但精神极为痛苦、情绪极度紧张，甚至哭喊、烦躁不安。也有的患者受伤程度很重，但忍受能力很强，表情并不十分痛苦。对这两种患者，要认真区别，正确处理。

身体不好的患者，如慢性心脏病、高血压、低血压、严重贫血者等，均易引起休克。休克未恢复时，不能乱用手法，必须等患者全身情况好转后，再做进一步的检查和手法治疗。

望性别：由于不同的性别有不同的生理解剖特征，因此性别在诊断中也很重要。

望体质：体质有虚实之分，体虚者，面色萎黄，精神不振，倦怠懒言，肌肉消瘦。体实者，面色红润，情志多喜，乐于交谈，肌肉丰满，分外好动。施治时，应虚则补之，实则泻之，积极治疗局部损伤，则效果更佳。

望形态：是医生望诊臆断的一部分，可以观察受伤严重与否和内出血的程度，也可以观察受伤的部位、类别，以及骨折、脱位、筋伤等情况。伤部除有显著变形外，伤肢或局部还有各种特殊畸形。例如，骨折有重叠、成角移位时，伤肢则相应缩短。关节脱位若骨干有旋转，伤肢也随之发生翻转畸形。此外，还有多种类型的姿态和步态，这些都是内部损伤的外在表现。因此，观察形态可初步推测损伤的性质和程度。

2. 闻诊

闻诊指闻气味或听骨折的骨擦音以及医生诊治时伤部传导至医生指腹的感觉，这也是诊断不可缺少的一环。

3. 问诊

问诊是诊断过程中不可缺少的一部分，它的范围比较广泛。包括问受伤的原因、现病史、既往病史、职业、籍贯、年龄等，做好问诊，对进一步摸诊和治疗均有很大的帮助。

问诊要有顺序，有条不紊，注意避免重复和遗漏。如问颈部情况时，就要把这部分内容问完，再问其他部分。问诊时还要注意分析患者所述病情的真伪。

问诊步骤如下：

问籍贯和年龄：籍贯对骨科来说，并不十分重要，但由于地区、气候、环境不同，发病也有所不同。如居住在较寒冷或潮湿地区的人较易患风湿关节痛，而在北方一些地区大骨节病则较多见。

年龄和诊断的关系很重要。青少年肱骨髁上骨折或肱骨远端骨骺分离多见。学龄前儿童桡骨小头脱位较多见。轻微的外力对青壮年几乎不发生影响，但在老年人则易发生股骨颈骨折。

由于年龄的不同，治疗选用的方法、整复手法的力量、用药的剂量等也有所不同，所以不可忽视患者的年龄。

问职业：职业和发病的情况也有关系，职业不同，受到创伤的部位及所患之病均有所不同。例如，重体力劳动者常易造成腰部扭伤，铁工、瓦工、木工则臂腕部易损伤。

问受伤原因：受伤原因很多，可粗略归纳为两大类，即一是主观原因，二是客观原因。

问现病史及既往病史：现病史是指患者这次受伤或骨折的过程、时间的长短，是否经过治疗，疗效如何，以及患者的自觉症状（包括疼痛、麻木、食欲、大小便、睡眠）等。

既往病史是指患者过去患过什么病，如是否患过急性传染病、结核病、心脏病、肾脏病以及骨关节疾病等。

同时还可以询问其他家族病史，如父母的健康状况和有无慢性疾病。

4. 摸诊（指闭合性受伤部分）

摸诊，《医宗金鉴·正骨心法要旨》载有"摸者用手细细摸其伤之处，或骨断、骨碎、骨歪、骨整、骨软、骨硬……筋歪、筋断"等内容。

摸诊亦可称为触诊，就是医生用一手或双手对患者做较详细的局部或全身检查，以确定是骨折、脱位，还是肌腱、肌肉等处的病变。在诊断中摸诊占有很重要的地位。

第二节　触诊手法

一、常用触诊手法

1. 摸

手摸心会。古人用于诊断，为施用手法前的必要步骤。就是先用手触摸伤处，触摸时先轻后重，由浅及深，从远到近，两头相对，以了解是筋伤，还是骨折，达到"知其体相，识其部位，一旦临证，机触于外，巧生于内，手随心转，法从手出"的目的。

2. 单拇指触诊法

单拇指触诊法是用一手拇指指腹桡侧，在患处触摸肌肉、韧带与纤维组织等，沿脊柱的纵轴方向垂直，按顺序依次左右分拨、摸、按，检查有无筋伤及解剖位置异常的方法。通过单拇指的触摸，进而辨明是筋伤，还是骨折或脱位（图 4 –1）。

3. 双拇指触诊法

双拇指触诊法是双拇指微屈，拇指轻度背伸外展呈八字式，用双拇指指腹的桡侧在患处触摸纤维、肌肉、韧带，沿脊柱

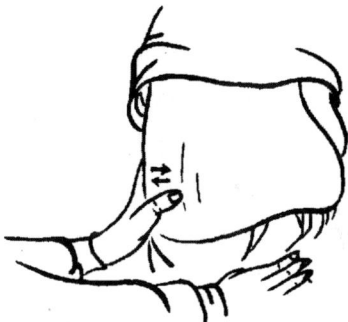

图 4 –1　单拇指触诊法

方向垂直，按顺序依次左右分拨，检查有无纤维剥离、变硬挛缩、弹性变差，以及棘突位置、棘间隙大小的异常变化等的方法。通过指腹下的各种各样的感觉，来确定损伤的情况（脊柱检查法）。检查时患者端坐在方凳上，向前弯腰35°左右（图 4 –2）。

4. 三指触诊法

三指触诊法多用于脊柱。此法是中指架在脊柱棘突上，食指、环指分

别放在棘突旁，速沿脊柱滑下，以检查生理曲线消失、反弓、成角、后凸、内陷、畸形及棘上韧带剥离、棘突偏歪等的方法（图4-3）。

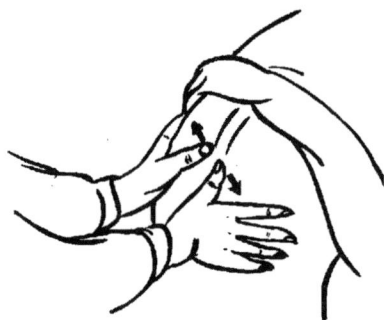

图4-2　双拇指触诊法

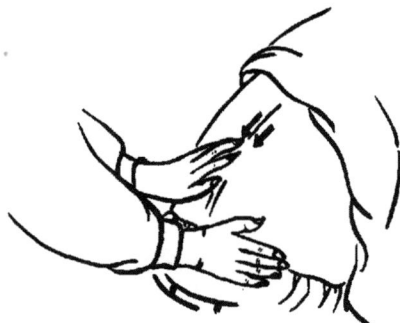

图4-3　三指触诊法

5. 中指、环指触诊法

中指、环指触诊法是用中指、环指指端，沿肌肉、肌腱走行点触及滑行，检查肌肉及筋损伤变异情况的方法。如对肩胛骨内沿、脊柱旁的检查，是根据骨骼的形态而采用的触诊手法（图4-4）。

6. 立指检查法

立指检查法是用拇指立起之顶端，触摸脊柱两侧及手、足部位的损伤情况的方法（图4-5）。

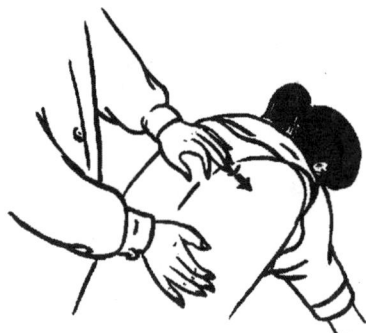

图4-4　中指、环指触诊法

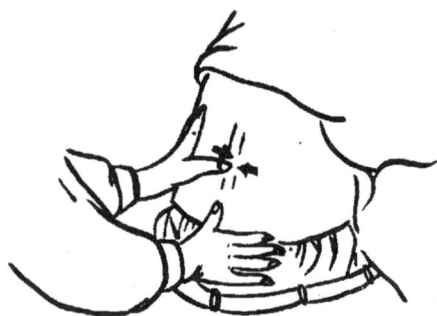

图4-5　立指检查法

7. 全指掌触诊法

全指掌触诊法是用单手或双手及两手交替沿肢体及躯干滑行触摸，检查伤部有无异常变化的方法。例如四肢伤患处，常用单手或双手全指掌微握用力，自上而下滑行，检查筋伤及骨折情况的方法（图4-6）。

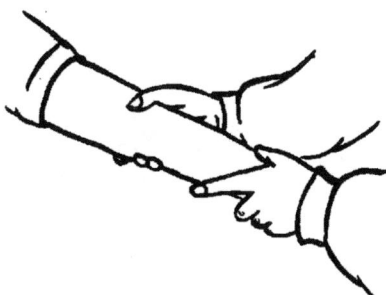

图4-6　全指掌触诊法

8. 指掌背部触诊法

指掌背部触诊法是用指掌背部触摸损伤局部及周围，可清楚地辨别温、热、凉等感觉，进而帮助诊断的方法（图4-7A、图4-7B）。

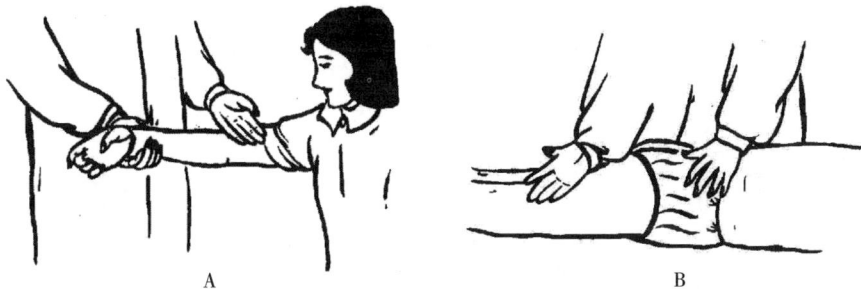

A　　　　　　　　　　　　　　　　　　B

图4-7　指掌背部触诊法

9. 挤压法

挤压法是用手挤压患处上下、左右、前后，以检查是否有疼痛的方法。若发生挤压痛表示有损伤。例如，用手掌挤压胸部引起肋骨疼痛，表示肋骨有伤。用手掌挤压髂骨嵴引起挤压痛，表示骨盆骨折。此法有助于鉴别是伤筋，还是骨折（图4-8A、图4-8B）。在下肢骨折治疗后期，医者用手抵住患肢足底，令患者先屈膝，再用力向下蹬腿，医者随即向上施以抵抗力，观察患者是否有酸痛感，可以辨别其骨折愈合的程度。

10. 叩击法

叩击法是利用冲击力来辨明有无骨伤的一种方法。如下肢损伤时，叩击足跟。脊柱损伤时，叩击头顶。肱骨损伤时，叩击肘部。若发现疼痛之处与局部压痛相吻合，则证明骨折断端即在此处；如有压痛，而无叩击痛，则表示可能是伤筋。

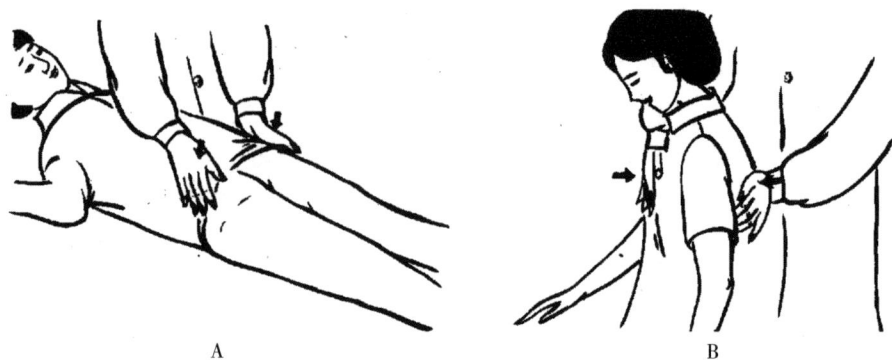

图 4 - 8　挤压法

11. 旋转法

旋转法是用手握住伤肢下端，轻轻旋转，做外展、内收、外旋、内旋、提托、按压等活动，以观察关节有无活动障碍的方法。旋转法常与屈伸法配合应用（图 4 - 9A、图 4 - 9B）。

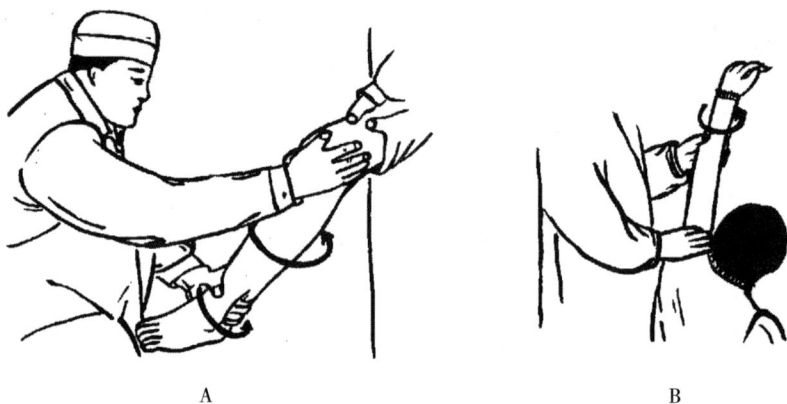

图 4 - 9　旋转法

12. 屈伸法

屈伸法是用手握住伤部邻近的关节，做伸屈动作，并将屈伸的度数作为测量关节活动及功能依据的方法。旋转、屈伸时，需与患者健侧主动的屈伸与旋转活动进行对比（图 4 - 10A、图 4 - 10B）。

13. 扳压触诊法

扳压触诊法是即用双手检查颈椎、腰椎的方法。

检查颈椎：一手扶扳患者头顶部，另一手拇指置于有阳性反应的棘突

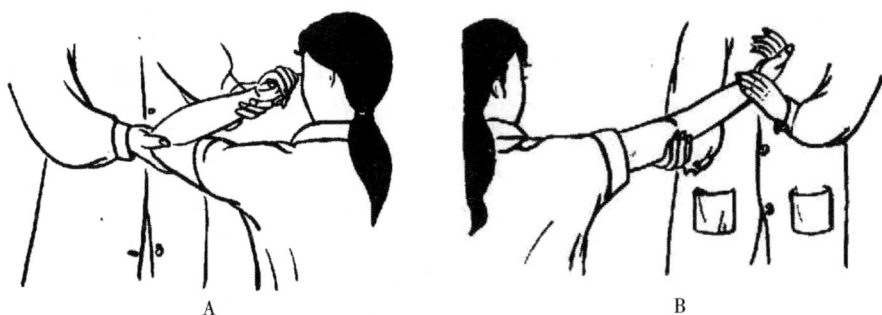

图 4 - 10　屈伸法

旁，扶头部的手向侧后扳头，置于棘突旁之拇指稍给微小压力即可（图 4 - 11）。

检查腰椎：一手拉患者之肩，向侧后方向扳拉，同时置于患者棘突的另一手拇指，轻轻给予压力即可。

14. 拇指、食指二指检查法

拇指、食指二指检查法是用拇指、食指置于患部，从上到下，从左到右，从里到外，进行触摸的方法。主要用于四肢及手足骨骼及伤筋情况的检查，锁骨、肋骨的检查也多用拇指、食指二指检查法（图 4 - 12）。

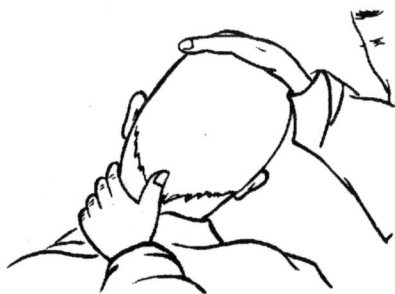

图 4 - 11　扳压触诊法

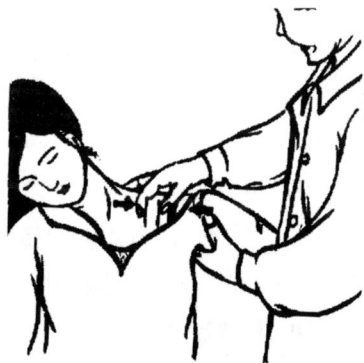

图 4 - 12　拇指、食指二指检查法

15. 触摸疼痛

根据压痛的部位、范围、轻重程度，来鉴别是骨伤还是筋伤。有尖锐物的压痛部位，表示有骨伤。压痛面积大，疼痛较轻，表示为筋伤。触摸畸形疼痛范围大，表示有斜行骨折或粉碎性骨折（图 4 - 13）。

16. 摸畸形

触摸患部畸形、突起或下陷，可以判断骨折或脱位的性质、位置、移位的方向及重叠、成角、扭旋等情况。如横断骨折移位时，突起下陷明显。如突起下陷不在水平线上，多为斜行骨折。在脊柱如能触摸到有高起、下陷之棘突，又有外伤史，多为脊柱骨折。如无外伤史，有长期低热，触之有突起棘突，可能是结核所致，应检查其他项目。如在骨干触之有突起，又无外伤史，多为骨疣、骨囊肿等，在腕、肘、膝、踝、指、趾部位多为骨炎、腱鞘囊肿等。在诊断一束肌肉或几束肌肉、肌腱断裂时，由于断端肌筋的回缩，触诊时两断端肌筋比中间断裂处突起，且突起部表浅部压痛较敏感。

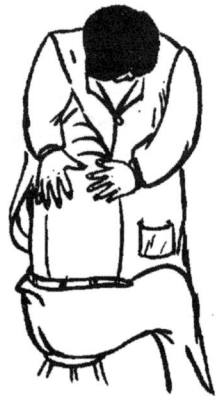

图 4-13　触摸疼痛

17. 触摸中断

用手触摸骨干，若指腹下有骨干不衔接感，应怀疑骨折；沿肌筋走行触摸，指下有中断感，则为肌筋撕裂。这种骨、肌、筋的断裂伤，多为挤压、暴力所致。

18. 触有棱骨

用手触之指下有棱脊的感觉，多为骨折。如斜行、螺旋形骨折未穿破皮肤，均能触到折断棱脊。正常骨也能触及棱脊，如胫骨等，应注意鉴别。

19. 触有尖突

用手摸触伤处有尖突的感觉，多为骨折。如斜行、粉碎性骨折将要穿破皮肤的骨茬，很容易触到尖突之物。

20. 异常活动

用手触摸正常骨干时，不在关节部位而出现假关节的异常活动，标志着此处为骨折部位。另外，由于肢体某部发生骨折，肢体功能活动也不可能正常。

21. 触摸骨擦音

用手触摸伤处，发出骨质摩擦的声音，统称骨擦音。另外，触摸患部时传导到医者之手的感觉称骨擦音。这些均为临床诊断不同类型的骨折提供了第一手资料。

二、三定点检查法

三定点检查法是罗氏正骨特有的诊疗手法之一。三定点，是基本定点，临床可根据损伤部位的不同，采取多点检查。此法既可贯穿在某些治疗手法之中，又可在诊断时使用，还可作为复诊时的检查，因此又称其为三功法。由于三定点法易理解，故以此为名。例如，桡骨远端骨折用此法时，既可固定骨折处，也可在治疗手法和检查对位后的复位情况下使用，稳妥可靠。其具体手法如下：

用拇、食、中指三指，分别置于骨折部位，使呈等腰三角形定点，或不等边三角形定点时，均能触摸到骨折及骨关节脱位的情况。

骨折及骨关节脱位整复后，同样用三定点检查法，检查复位后的情况，比较准确可靠。

三定点检查法，是用三指分别置于骨折及脱位的三个不同点，以触知上下、左右骨折的性质及脱出的方向，这是罗氏正骨手法特点之一。

三定点检查法适用于桡骨远端骨折，指、趾骨折及脱位，以及胫骨、双踝、锁骨骨折等（图 4 - 14）。

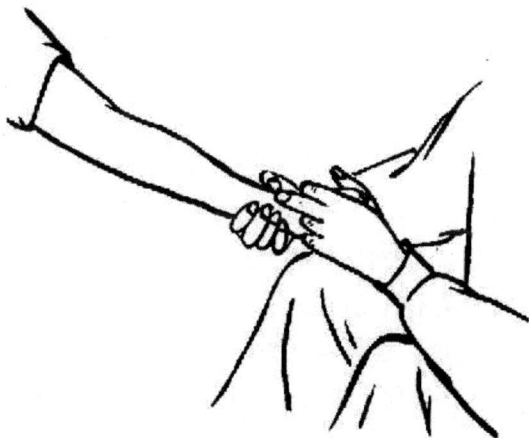

图 4 - 14　三定点检查法

第五章　罗氏正骨治法

第一节　总则

在长期的临床治疗经验中，罗氏门人总结出无论是骨折、骨关节脱臼或筋伤，在整复时，都要掌握"稳、准、轻、快"和"轻重轻""三定点"的手法。同时注意"三兼治"法则和"五要素"，如此方能在治疗时得心应手，疗效出众。

一、"稳、准、轻、快"原则

1. 罗氏正骨法特点之一——"稳"

骨伤科的患者，多以跌仆闪挫、撞击、压砸、车祸等原因前来就诊。此时此刻，患者痛苦不堪，家属焦急万分，但对于医生来说，需保持清醒的头脑，通过必要的检查，迅速判断损伤程度、性质与部位，以及对选用哪一种治疗方法、医生助手如何配合、整复后如何固定等全面考虑，以便采取一系列的治疗与抢救措施。诊断明确后，则机触于外，巧生于内，手随心转，法从手出。操作时注意沉着细致，稳而灵活，稳柔而有力，稳透而不僵，而无须在某一部位长时间、反复地重复一个手法。只有这样，才能保证治疗效果，避免不良反应。

2. 罗氏正骨法特点之二——"准"

人体是一个有机的整体，中医学既强调人体内脏与体表各部组织器官的协调统一性，也重视人体与外界环境的统一性。患者述说病情，总带有局限性，或只能表达出部分与疾病有关的症状，而不能为医生提供全面的病情。一种疾病的正确诊断，来源于各项必要的检查。临床透过一些疾病的表面现象，从整体出发，去粗取精，并顾及局部病变与其他部位的影响，进行仔细、全面的分析，才能做出准确的判断，掌握治疗的主动权。

在临床应用中，应借触诊时的手感来选择手法，综合运用。操作力度，则要根据患病部位、手法性质，以及从治疗开始到结束的变化而决定轻重缓急；操作方向，则是顺应正常解剖位置、形态，准确无误地循序渐进。操作时间，则应根据所选择的治疗手法、损伤的部位、损伤的程度、损伤的性质，以及治疗范围，长短适宜。这些，都是在一个"准"字的指导下进行的，应用自如，便可收到预期的疗效。

3. 罗氏正骨法特点之三——"轻"与"快"

《医宗金鉴·正骨心法要旨》中说："伤有轻重，而手法各有所宜，其痊可迟速，遗留残疾与否，皆关于手法之所施得宜。"轻—重—轻的治疗顺序，一是根据病情的需要，轻重适度，该用轻手法的时候，不用重手法；二是在治疗过程中，无论病情轻重，开始手法要轻，以消除患者的紧张情绪，使患者能够与医者密切配合，避免浅层组织损伤的诊断遗漏；三是治疗中，按照患部的深浅程度与移位程度，手法可适当的重，但重而不滞，重中有巧，以巧力代重力；四是治疗后期，以疏通经络气血，手法要轻而不浮，轻重适当。

"快"指的是手法纯熟、灵活、轻巧，手法配伍辨证加减得心应手，迅速敏捷，使患者不受痛苦或少受痛苦。尽量达到"法施骤然人不知，患者知痛骨已拢"的目的。

二、两轻一重原则

先轻：即手法诊断要轻，运用手法治疗时，开始要轻。

后重：是在轻度手法治疗适应的基础上，逐步加重一些手法，矫正骨断与筋伤，而不是使用蛮力。

再轻：在达到手法治疗目的后，再用轻度手法松解，以恢复周围组织受累、疲劳等现象，兼缓解手法治疗后局部组织的反应。手法后患部即感轻松、舒适。

此法能避免患者精神紧张、患部及周围组织紧张，是解决复位难的有力措施。

三、正骨法则五要素

断而续则固，固而须则适，绀而须则袪，僵而须则软，节不利而活之。

四、三兼治

正骨：矫正断骨、错位合拢还原位。

正筋：拨正或复贴游离、浮起、扭转、出槽的筋腱。

正肌肉：并拢损伤后分离、肿胀浮起的肌肉。

"三兼治"是罗氏正骨法的另一特点。当骨的连续性遭到破坏后，肢体因失去杠杆和支柱的作用而导致功能障碍，与此同时，周围组织的肿胀、瘀血随之而来。"骨为干，脉为营，筋为刚，肉为墙。"这就是说，骨折后出现的气血运行不利，肌肉的稳定因素失调，同样也可以引起功能障碍。它们之间相互联系，相互制约。因此，在治疗前，必要的分理顺筋手法是不可少的。它可使气血运行通畅，瘀血尽快吸收消散，还可以减轻在整复时患者因疼痛而产生的局部保护性反应，从而保证手法治疗的顺利进行。由于肌肉主动收缩力的存在，可让整复对位后的骨折再度移位，也可因肌肉的保护作用，使复位后的骨折变得更加稳固。正骨、正筋、正肌肉是一套完善可行的手法。在治疗骨折的同时，兼顾气血、肌肉、筋腱、关节的治疗。三项同步进行，缩短了骨折的愈合期，避免了后遗症的发生，并可促使受伤部位功能的恢复。

五、一法多用，多法共用

正常机体损伤后，鉴于损伤机制、身体素质、损伤部位与程度的不同，可以出现各式各样的临床表现。在治疗阶段，固定的手法模式是不能达到理想疗效的。首先，医生应对伤病、诊断所取得的资料加以综合、分析、辨别，才能有正确的选择。一种方法，能在多种病证中应用，法同病异疗效同。如骨折、脱位、筋伤、慢性伤病等，都是以推法为基础，再辅以其他手法配合。而推法又可分为指偏侧推、指腹推、掌根部推、八字分推、直推、斜推等术式，这些手法的选用，都是根据其生理功能与解剖特点所决定的。再如腰椎间盘突出症，可辨证选用扳、压、旋、推、点、按的多种手法。临床随着症状的变化而变换不同的手法治疗，可以收到事半功倍的疗效。

六、治疗线理论

临床在常见的腰腿痛和颈椎病的治疗上，罗氏门人还总结出了简便易行、疗效显著的治疗线理论，简述如下：

（一）腰腿痛治疗线

以往的临床实践证明，腰骶部有 6 个压痛点：①腰 4、5 椎旁；②腰骶髂处；③骨边；④秩边；⑤环跳；⑥坐骨部。这 6 个疼痛点，可由于脊柱筋伤、瘀血肿胀、轻度骨折、骨质增生、软组织钙化、腰椎间盘突出症、梨状肌损伤、脊神经根炎、黄韧带增厚等，而反映在不同部位。

为了缓解各种疾病引起的腰腿痛，在腰 4、5 椎以上发病时，点压或掌根顺压：①腰俞；②环跳；③风市；④委中；⑤阳陵泉；⑥昆仑。在腰、骶以下发病治疗时，拇指点压或掌根顺压：①秩边；②坐骨部；③委中；④昆仑。中强度手法。

（二）颈椎综合征治疗线

对颈椎综合征引起的颈椎侧弯、后凸畸形、头晕、头痛、头皮松软、视力模糊、视物双影、耳鸣、多梦、失眠、眩晕等，除在颈椎部施矫形手法外，还可点穴：印堂、太阳、百会、风池、安眠 1、安眠 2 和双手指腹点压运动区，然后松解颈部和肩背部，活动双肩。这样能使眼睛明亮，双影消失，头部及颈肩背部轻松。除风池、安眠 1、安眠 2 强度点压 5 秒外，其余均中度点压。

七、正筋八法

"正筋八法"是笔者在总结罗老治疗筋伤疾病经验的基础上，结合自身临床经验，将"三十七字令"整合凝练，提出的复贴、捗拉、扳拨、分筋、指顶、转摇、挫按、拿捏八种治疗筋伤疾病的手法。"正筋八法"是对"三十七字令"的传承与发扬，也是罗氏手法薪火传承的体现，具有良好的临床应用价值与推广价值。

（一）手法要求

1. 触诊要求

清代吴谦《医宗金鉴·正骨心法要旨》写道："以手扪之，自悉其情"，提到了用触诊手法诊断筋伤。

八字触诊检查是"罗氏正骨法"的特色手法之一，它既是一种检查手法，又是一种治疗手法。本法直接作用在病痛点及反应区域，舒展结节，贴按浮起之筋腱，杵按平整凸起之骨缝，分理疏通经络之气血，还原一个自我正常运转的生理状态。临床此法既是检查手法又兼有治疗作用，检查的同时完成了治疗的过程，是一个具备双重功效的手法。

八字触诊检查可观察伤处的肿胀程度与皮下瘀血的范围，触诊痛点反应处的条索、筋结、硬块、捻发感、揉沙感、错动感、凹凸感、棱梗感以及筋粗、筋硬、筋聚、筋浮、筋转等现象，故要求医生指腹下感觉高度灵敏，根据手感仔细揣摩做出诊断，然后进行手法整复。

双手触诊时的感觉，以及患者伤痛部位的感受，传导至医者大脑，进而严格区分患病点与波及到周围组织的变化感觉，而对症选择治疗手法与辅助手法。

2. 治疗要求

治疗时采用"两轻一重"的治疗手法，即治疗初始阶段，手法要轻，力达皮下即可；伤后造成的筋出槽、骨错缝，进行矫正手法的角度、力度、方向需精准到位；治疗末期，因矫正手法带来的局部气血与组织的应激反应则需要柔和轻巧的活气血、通络脉的手法。

(二) 手法功效

1. 消肿止痛，舒筋活络

《医宗金鉴·正骨心法要旨》指出："按其经络，以通郁闭之气，摩其壅聚，以散瘀结之肿，其患可愈。"即是说机体损伤后出现的肿胀、瘀血、疼痛，通过理筋、顺筋之法，就可使气血畅通，肿胀消除。

2. 整复错缝

外伤后某部位出现关节活动受限、异常弹响以及相邻关节面的棱嵴感。《医宗金鉴·正骨心法要旨》记载："若脊筋陇起，骨缝必错。"说明通过杵按复贴、旋转牵拽，使关节面复平还原、筋结条索消失，可达到通利关节的效果。

3. 引筋归本

筋喜温喜柔不喜刚，俗话说："宁治十个脱位，不治一个筋伤"，这说明筋伤治疗比较困难复杂。临床治疗筋伤时，采用轻巧、柔韧、和缓的分拨、按压、捋顺、指顶等手法，可将损伤异位之筋归合到生理本位走向。

4. 松解绞锁，滑利关节

损伤日久，可造成关节不同程度的变形，失去正常的活动范围，通过复贴、分拨、推按、被动屈伸关节等手法，可使粘连、绞锁解除。

（三）手法适应证

1. 受到不协调外力所致的骨关节周围肌肉肿胀、瘀血、疼痛，骨关节轻微凸凹不平，外形变化者。

2. 外伤后经自行调养效果不佳，引发骨、四肢关节活动不利或肌肉僵硬者。

3. 退行性骨关节病证的疼痛、肿胀、活动受限者。

4. 骨折脱臼复位后出现的关节僵硬、疼痛、肿胀、活动受限，筋脉不通，血行受阻者。

（四）手法具体操作

1. 复贴

复贴是医者一手的鱼际部或掌根部自上而下贴实患处，以疏通局部经络气血，达到消肿止痛效果的手法。

操作要点：掌面贴实，深透有力，根据病情可与拨法交替使用。

2. 拖拉

拖拉是在伤肢上端固定的情况下，医者手握住伤肢远端，做关节的屈伸、旋转、拖拉的手法。感觉有响声时手法即停。动作最多可重复 3 次，否则会加重病情。

操作要点：握伤肢之手不打滑，旋转的动作要缓慢柔和，拖拉时要掌握力度，忌暴力。

3. 扳拨

扳拨是助手双手固定肢体远端，医者拇指关节放在病痛点，其余四指并拢微弯曲呈虚式，顺肌筋走行横拨顺正的手法。

操作要点：用力大小以患者耐受为度，横拨用力时需注意方向，与关节活动顺势时方可发力。

4. 分筋

分筋是医生拇指外展与余四指分开，双手拇指呈八字形，置放患病点，与肌肉走行方向垂直，双手一左一右交替进行分拨肌筋的手法。

操作要点：双手交替稍加横向用力，均匀有序，轻而不浮，重而不滞。

5. 指顶

指顶是拇指伸直，余四指弯曲握拳状，食指中节抵挡在拇指侧，以助拇指发力顶推的方法。

操作要点：找准病点，由浅入深，层次分明，顶力均匀柔和，不可暴力。

6. 转摇

转摇是医者双手握患者关节，轻轻摇动的同时，做顺时针、逆时针转摇之法，用以松动关节，解除粘连，平复骨缝，滑利关节。

操作要点：此手法属复合连环动作，根据关节的粘连程度，因人而异，手法应从轻到重，以减轻疼痛。

7. 挫按

挫按是助手握患者关节上端，医者一手拿住患者指掌（趾掌）端，另一手拇指按在患处，进行牵拉屈伸继而环转（数次），同时缓慢连续挫按指间关节 1~3 下的手法。手下有感觉即停。

操作要点：此手法属复合连环动作，多用于踝、腕指、趾间关节的损伤，要求连贯自如，如行云流水。因此法易加重创伤，挫按力度与方向要精确掌握。

8. 拿捏

拿捏是医者双手拇指与余四指微屈相对捏拿患处的手法。本法可活血化瘀，通畅气血。

操作要点：该手法主要用于肌肉丰厚的部位，手法强度可轻可重，也可用于韧性较强的肌腱等部位，力度以患处微微酸胀为宜。

第二节　颈椎病

寰枢关节脱位

颈椎第 1、第 2 椎体的连接，为寰枢关节。因其形状特殊，列为特殊颈椎。其特点是：寰椎位于脊柱最上端，全骨呈不规则的环形，一无椎体，二无棘突，主要由两侧的侧块及连结于侧块之间的前后弓构成。前弓的后面中部有关节凹，侧块为两侧骨质肥厚的部分，上面有关节凹支持头

颅，与枕骨髁形成寰枕关节，下面有下关节面，与枢椎相连。枢椎为第2
颈椎，形状与其他颈椎相似，但在椎体上有向上突出的齿状突起，称为齿
状突。齿状突根部较窄，其前面有关节面，与寰椎前弓后面的关节面相关
联。两关节的周围，有环绕交织的韧带和其他软组织的包绕，但两椎体之
间无椎间盘。因此两椎的关节比其他关节活动范围大。

【病因病理】

由于寰枢关节的结构与连结特殊，在外来暴力的情况下很容易致伤，
造成脱位。如物体击中头顶部位，或乘坐汽车的颠簸，头顶在车棚上，或
高处坠下头部着地，击撞等，均易造成脱位。重者易造成齿状突骨折或脊
髓、神经损伤，引起高位截瘫。

【症状与诊断】

寰枢关节脱位中寰椎前脱位多见。脱位后，头部多支撑不住，头向前
低，局部酸胀疼痛，往往用手托住下巴走路，头部运动功能障碍。重者四
肢麻木，酸胀疼痛，霍夫曼试验阳性。X线侧位片显示错位，局部压痛明
显。触诊时，枢椎棘突比正常棘突隆起较大。

【手法治疗】（步骤）

患者取端坐位。助手站在患者一侧，一手托住患者的下巴，另一手托
于枕骨部，双手向上引拔。医者站在患者背后，手重叠放在助手手背上，
两手同时相对用力推、扳，即可复位。但手法要轻巧缓慢，不可用力过
猛，也不要急于求成，以免造成不良后果。陈旧性脱位，一人即可操作，

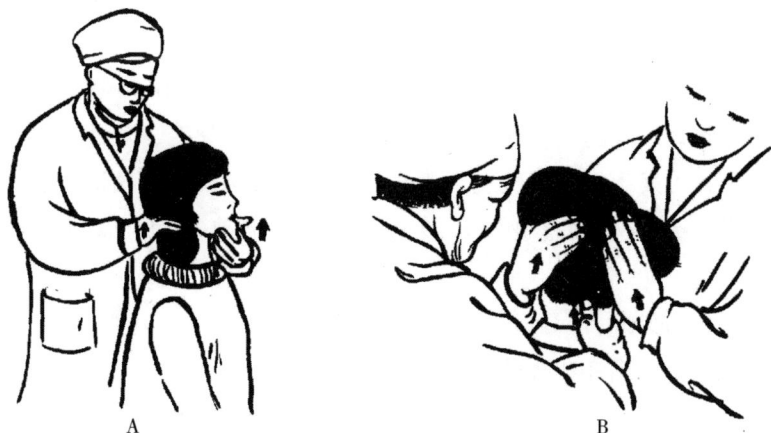

图 5-1　拔伸牵引法

但双手须有上拔的引力，操作方法同前。本法稳妥可靠，若用法得当，会有明显的疗效（图5-1A、图5-1B）。

复位后，用颈托固定4~6周，每周复诊1次，口服活血止痛药10天，即可痊愈。

颈椎间盘突出症

颈椎，正常人有7个椎体。特殊椎体有3个，即第1、第2、第7颈椎，3个特殊椎体在前面已介绍了第1、第2颈椎。第7颈椎称隆椎，形状和大小与上部胸椎相似，其特点为棘突长而粗大，近似水平位，末端呈结节状，浅居皮下，形成一个隆起。在颈部体表可触知，低头时特别明显，常作为辨认椎体序数及针灸取穴的标志。其他4个为一般椎体。颈椎除第7节和第1胸椎的椎间盘外，共有5个椎间盘。第1、第2颈椎无椎间盘。

椎间盘连结在上下两个椎体之间，由纤维环、软骨板和髓核构成，为环状交叉排列的纤维软骨，前宽后窄，围绕在髓核周围，纤维环坚而韧，可防止髓核向外突出。髓核是一种灰白色富有弹性的胶状体，位于椎间盘的中部，稍偏向后方，有缓和振荡、冲击的作用。它被限制在纤维环之内，若施加压力则有向外膨出的趋势。

在脊柱运动时，椎间盘可相应的改变形状。当脊柱向一侧弯曲时，椎间盘被挤压的一侧变薄，而对侧增厚，同时髓核也向对侧轻微移动。伸直时，则又恢复原状。

【病因病理】

在日常的生活中，椎间盘可因受到多次反复的损伤和随着年龄的增长，而导致纤维环的退行性变。在过度劳损、体位骤变、猛烈动作，或暴力撞击下，可发生纤维环破裂，致使髓核从破口逸出。髓核逸出后，水分即被吸收，造成椎间盘变窄，形成椎间盘纤维破裂症，以致压迫脊神经根。

【症状与诊断】

颈椎间盘突出症和腰椎间盘突出症影响的范围不一样。颈椎间盘突出症影响四肢，而腰椎间盘突出症只影响下肢。因此颈椎间盘突出症比腰椎间盘突出症病情重。

当颈椎间盘突出以后，颈背部酸胀不适，如同背着重物，上肢放射性麻木酸痛，重者逐步影响下肢功能，久病走路困难，肌肉萎缩、无力，握力减退。颈椎呈强直状态，喜稍低头状，头不能旋转或后仰，起坐、翻身困难。

突出部位能触及椎体侧弯或后凸畸形，棘上韧带有剥离感，棘突偏歪。椎旁压痛明显，并伴有四肢放射性的酸麻胀痛或触压感。颈部明显向健侧前方倾斜。X 线正位片显示椎间隙变窄和脊柱侧弯、棘突偏歪等。X 线侧位片显示生理曲线消失，重者则反弓。

【手法治疗】（步骤）

（1）指贴：患者取坐位，医者立于患者身后，双手拇指贴压在病患处，自上而下，在颈、肩、项部复贴推按，拿捏，双手可交替进行。要求手法轻柔，患部肌肉略松软即止。

（2）侧扳法：医者一手放在患者头顶部，将头推向健侧前方，另一手拇指置于偏歪棘突处，放在头部的手，在轻轻推动的情况下，慢慢向前或向突出的一方回旋，直至后仰头位，同时置于棘突的拇指，向健侧前方适度推、拨棘突，若拇指下有"咕喽"滑动感即已复位。

（3）坐位拔伸推按法：患者取坐位，医者立于其身后，助手端托拔伸头部并稳定，医者一手拇指深顶偏歪棘突痛点旁向健侧推，同时嘱助手将患者头部略后仰，当医者手下有感觉时手法即停。

（4）点法：患者取坐位，医者立于其背后，可点风池、肩井、肺俞、天宗、肩髃、合谷等穴，以畅通气血。

胸锁乳突肌损伤

胸锁乳突肌斜列于颈部两侧，为一强有力的肌肉。其起自胸骨柄前面和锁骨内侧端，肌束斜向上方，止于乳突。其作用是两侧收缩，头向后仰；单侧收缩，头屈向同侧，面转向对侧。

【病因病理】

胸锁乳突肌损伤多因头向侧后方过仰而致，如物体挤压头部，向侧后方仰头过度，或突然躲避眼前物体，或颈部受风寒侵袭，或头部急剧侧后仰和物体的直接撞击等，都易致伤。

【症状与诊断】

有外伤史，多为直接或间接暴力所致。伤后肌束肿胀疼痛，头向健侧方倾斜，旋转困难、疼痛，触诊肌束变粗，压痛明显，肌张力弱。

【手法治疗】（步骤）

（1）按压：患者取坐位，医者立于患者背后，一手扶住患者头部固定，另一手拇指指腹沿肌束纵轴方向，自上而下，顺势复贴，按压至肌肉松软。

（2）拔伸侧转推拨法：患者取坐位，医者立于患者背后，一助手端起患者双下颌后部，将颈椎缓慢轻柔提起并转向患侧，医者一手拇指呈外展位，置于痛点进行推拨，手下有"咕喽"感时手法即停。手法要求轻巧，力度适中，否则易加重疼痛。

（3）顺贴：患者取坐位，医者立于其背后，一手掌根复贴在患者患侧，自患侧痛点向颈肩部数次顺贴，顺通气血，缓解疼痛。

项韧带损伤

【病因病理】

项韧带的损伤，多有外伤史。如急转头部或重物挤压或撞击，都易致伤。颈部受外邪（风、热、湿、燥、寒）的侵袭，也易产生一系列的临床症状。

【症状与诊断】

伤后，一般局部有轻度肿胀，头部活动受限、疼痛，呈微低头状，可触及条索样物"吱吱"作响，压痛明显。陈旧性损伤，触之钝厚，局部有压痛。重者仰卧屈颈疼痛加重，翻身困难。

【手法治疗】（步骤）

（1）贴揉：患者取坐位，医者立于患者背后，一手固定头部，另一手拇指贴在后颈部，自上而下至肩峰部，以缓解颈项部肌肉，也可双手交替操作。

（2）指拿：患者取坐位，医者立于患者背后，一手固定头部，另一手第二、三指指间关节屈曲，夹住项韧带提拉，韧带极限紧绷时，二指骤然用力夹挤，向上提拉时皮下有弹响，可操作3~5次。

（3）拨推：患者取坐位，医者立于患者背后，双手拇指呈八字形，置颈项部，自上而下，左右分推；然后一助手缓慢轻柔地将颈部拔伸端起，固定头部，医者用一手拇指压痛点处（一般在第5~7颈椎处），向前推按，矫正颈椎曲度，手法要求力度适中。

（4）点按：患者取坐位，医者立于患者背后，点风池、肩井、肺俞等穴，以疏通气血经络。

颈椎半脱位

【病因病理】

颈椎半脱位多因外伤而致。如跌仆、冲撞、坠下头部着地、重物挤压、急仰头或急转头部，均易造成颈椎半脱位。

【症状与诊断】

伤后局部肿痛，颈肩背部酸胀不适，有的如同肩扛重物之压痛。头部偏歪向健侧，头部运动功能障碍，活动头部时疼痛加重。重者起卧困难，不能翻身。触诊伤部隆起，压痛明显，向患侧扳动头部时剧痛，有时还伴有向上肢放射的麻木胀痛感。

【手法治疗】（步骤）

（1）复贴：患者取坐位，医者立于其背后，双手拇指放于颈部，自上而下，轻柔缓慢的复贴。

（2）拔伸旋转推压法：患者取坐位，医者立于其背后。一助手面对患者站立，端托起头部两侧，缓缓用力向上拔伸；第二助手立于患者侧前方，两手掌按压患者两肩向下与第一助手呈对抗牵引态，持续稳定用力；待肌肉放松时，医生单手或双手拇指顶住患椎棘突隆起部位，向脱位的相反方向推压，同时牵头部的助手配合轻轻旋转头部，以助复位，当医生手下有滑动感时，示复位成功，手法即停。伴有骨折时，手法更需轻柔谨慎，以免造成不良后果。

（3）顺压：患者取坐位，医者立于其背后，双手掌放在颈部，用力达到皮层下，轻柔顺压，以活血化瘀，缩短愈合时间。

（4）固定：采用颈托固定，一般固定 3～4 周，视患者病情而定，老年人固定时间略长，自觉颈部有力即可解除固定。

慢性颈椎病

慢性颈椎病是一种常见病，40～60 岁的人多见。此种病早期多不被人们重视，但当一系列临床症状出现后，就会影响正常生活。以往临床经验证明，对颈椎病应当早期预防和治疗。

【病因病理】

慢性颈椎病，也可称作颈椎综合征。一是多次轻度损伤引起；二是颈部外受风寒所致；三是工作姿势不当或长期低头作业，夜睡高枕，久而成疾。

初期多表现为颈肩背部不适，触之颈部发凉，因为颈椎周围软组织的挛缩，当急转头时，易造成扭伤。由于椎间盘的退行性变，韧带钙化，骨质增生，生理曲线逐渐消失。颈椎反弓多以颈 5 为中心，在颈 4、5、6 表现，这是生理特点加上外因条件所决定的。

【症状与诊断】

患慢性颈椎病的人多说不出病因，触之局部皮肤变硬发凉，韧带有条索样剥离感或"吱吱"作响声。有的颈部功能受限，头部活动时症状加重，背部有如同背重物的紧缩感。痛点多表现在肩胛内上沿和胸椎 3、4 之间。重者翻身困难、剧痛，上肢酸麻胀痛，久之则肌肉萎缩。X 线正位片可见椎间隙不规则、变窄，韧带钙化，颈椎侧弯，棘突肥大等。X 线侧位片可见椎体骨质增生，生理曲线消失或反弓，椎间隙改变或密度增高等。

【手法治疗】（步骤）

颈椎病分型症状各异，可分型进行手法配伍，一般常用的手法大致如下：

（1）推按拿揉：患者取坐位，医者立于患者背后，可用拇指或单手掌放置颈部，自上而下推按拿揉，以缓解痉挛紧张的肌肉。

（2）坐位拔伸推按：患者取坐位，医者立于患者身后，一助手立于患者身前，双手将颈椎向上拔伸后稳定住头部，医者一手拇指按于压痛点棘突旁进行推按，手下有感觉时停止手法。

（3）侧扳拨法：患者取坐位，医者立于患者身后，一手把患者头部推向前侧偏位，另一手拇指置于痛点偏歪棘突旁，放在头部的手轻轻推动的情况下，前屈侧偏旋转后伸仰头，同时另一手拇指进行推拨，两手相对轻柔用力，手下有感觉后停止手法。

（4）端提点按：患者取坐位，医者立于患者背后，双手拇指顶按在双风池穴处，稍加用力，余四指托住下颌处，缓慢把颈椎向上端提，先患侧后健侧，左右转动头部 2~3 次，以患者耐受为度，患者感觉舒适，手法即停。此法不宜多做，避免患者眩晕加重。

（5）梳理拿捏（椎动脉型）：患者取坐位，医者立于患者身后，一手五指分散呈扇形，中指置于百会穴，自头顶部向颈肩部梳理后，改用单手拇指关节贴按在患侧，拿捏按压，至颈部皮肤略松软为度。

（6）点穴：在肌肉放松的情况下，点大椎、翳风、风池、肩井、颈百劳等穴，以活血通络。

第三节　腰痛病

腰者肾之府也，转摇不能，肾将惫矣。腰痛有肾虚，有瘀血，有闪挫，有坠堕，有疾积。脉涩者瘀血，脉缓者湿热，脉大者肾虚。肾虚者痛之不已。瘀血者，日轻夜重者是也。为湿所着者，腰重如石，冷如冰，喜热物熨也。所以腰痛病，这种横贯性的常见病、多发病，往往是因一处受损而引起多处受累的横贯性、牵连性的疼痛。这是由于腰部及其邻近组织的生理特点所决定的，这一特点的产生决定了腰部活动范围之大及它的灵活性。所以腰部及邻近组织的肌肉、韧带、神经、椎间盘、血管等，都易受到不同程度的损伤及破坏。因此，它不是一种独立的疾病，而是多种因素产生的一种综合征。这种常见筋伤的常见部位，主要有腰肌、棘上韧带、棘间韧带、腰韧带、骶棘肌及腰椎间盘等。但引起坐骨神经向下肢放射性酸、胀痛及麻木的症状，不一定都是腰椎间盘突出症所致。风寒湿邪侵袭及损伤引起的板腰伴骨质增生、严重腰肌损伤、黄韧带增厚、骨瘤、结核、神经根炎、梨状肌损伤、Ⅰ度以上腰椎滑脱，都能引起下肢放射性的疼痛。以上除黄韧带增厚、骨瘤发病较少外，其余都是常见病、多发病。

腰痛，一般分为急性和慢性两种，发病尤以青壮年及重体力劳动者多见。对于这种综合性的病证，多以手法治疗为主。对于疑难病则多采用综合性的治疗方法，如手法、电疗、药物等。综合性治疗，在临床效果满意。

腰椎间盘突出症

腰椎间盘在发生不同程度的退变后，在某种外力作用的情况下，可使纤维环部分或全部破坏，有的连同髓核一并向外突出，这时椎间力失去平衡，造成棘突偏歪。同时突出物压迫神经根，引起腰腿疼痛等一系列的临床症状，即称为腰椎间盘突出症。

腰椎间盘位于腰椎体与椎体之间，由软骨板、纤维环、髓核三部分组成，是一个弹性的软垫，有缓冲脊柱外力及稳定脊柱的作用。

软骨板：分为上下两个，覆盖椎体的两端，包绕椎体缘，构成椎间盘上下两部分。在幼年生长期，软骨板较厚，待骨髓完全骨化和椎体融合时，则变成较薄而透明的玻璃样软骨陷入骨环之中。软骨板的边沿，以环状纤维固定于骨环之上。20岁以后，逐渐发生纤维软骨变性，有时被椎体骨髓侵蚀，因而被软骨组织所代替。

纤维环：是坚强有韧性的纤维软骨组织，各层纤维斜行于上、下两椎体之间，各个邻层的纤维斜行方向相反，因此各深浅层纤维相互交错，形成方格样排列。随年龄增长，纤维环不断加强，成为椎间盘较大部分。纤维环由软骨板起始，向外斜行，绕过髓核，而紧紧地固定于椎体缘、后纵韧带、软骨板上。纤维环各层方格样的排列，不但加固了上下椎体的联系，同时还能限制椎体过度旋转功能。一般30岁后纤维环开始退变。由于不正常的剧烈活动，引起邻近纤维在交叉处相互摩擦，致使纤维变粗，透明变性，最后可致纤维破裂。因纤维环后部较薄，故纤维环破裂一般发生在后侧，而致髓核向后侧方突出。如果突出物超过椎体缘，则突向椎管，导致压迫脊神经根而发病。

髓核：位于软骨板和纤维环之间，为富有弹性而又柔软的酱状灰白色半固体，本身张力很大，没有固定的形状，多随脊柱的部位和姿势而变化形态。青年期髓核含水量为80%，随年龄的增长而逐渐减少。最后髓核不断纤维化和失水，引起椎间隙变窄，破坏了椎体间内在的平衡，使脊柱失稳，而易受创伤，结果在椎间不稳定区，可出现粘连、骨质增生。

通过正骨手法，将组织进行修复，可建立新的椎间内在平衡。

【病因病理】

人们在日常生活中，由于腰部活动范围较大，而且又承受着腰部以上身体的重量，腰椎间盘负载较重，往往多使4、5腰椎间盘受损伤，此处也是腰椎间盘突出的常发部位。当椎间盘受到多次反复的长期轻度损伤后，即能引起椎间盘退行性变。30岁以后，髓核的纤维网和黏液样基质逐渐被纤维组织和软骨细胞代替，液体含量逐渐减少，尤其在脊柱负重最大的部分，改变最明显。所以髓核不断地纤维化和失水，可使椎间隙变窄，这种病变和中心型腰椎间盘突出症的间隙相似，但 CT 扫描片的显示有所不同。中心型的 CT 扫描片显示纤维环的破坏范围较大，不仅后纵韧带与侧韧带间隙纤维环逸出压迫神经根，而且破坏的髓核随着纤维环破口大部分逸出，超出椎体的两侧并突向椎间孔，造成椎间隙变窄，有的可造成双下肢放射性的麻木、疼痛。

【症状与诊断】

腰椎间盘突出初期，只感觉腰部酸胀不适，不敢用力。后期症状逐渐加重，腰痛伴下肢放射性麻木、酸胀疼痛，走路跛行，不能直腰，重者卧床不起，昼夜不能入睡，咳嗽时下肢放射痛加重。站、坐位触诊，腰椎有明显的侧弯或后凸畸形，有的脊柱呈 S 形改变。棘突旁压痛明显，并伴有向下肢放射性的疼痛或酸胀麻感等。早期患侧棘突旁一寸半处有痉挛结块，久病患侧肌肉萎缩。X 线正位片可见脊柱明显侧弯，椎间隙变窄或一边宽一边窄。多见第 4、5 腰椎棘突偏歪向患侧。侧位 X 线片可见腰椎生理曲线消失、变直或椎体反弓，椎间隙变窄。正位 X 线片可见有的在患椎以上两三椎体轻度扭向，即属代偿性变异，并非骨关节器质性病变。直腿抬高试验、屈颈试验阳性，中心型和腰 5、骶 1 椎间盘突出症的患者，不能弯腰或直腰，腰骶多有椎体前角加大。

【手法治疗】（步骤）

对腰椎间盘突出症的治疗，主要是手法整复，将突出的髓核部分还纳和纤维环的修复，调整椎间隙的平衡，分解神经根的粘连，只有这样才能达到治疗的目的。

（1）俯卧侧扳法：患者取俯卧位，全身放松，医者站于患侧一方。一手放在健侧肩部，另一手放在突出部位的棘突旁，用掌根部或拇指紧紧顶住棘突向健侧推的同时，放在健侧肩部的手成相对方向的推扳。脊柱不伴后凸畸形者，患者上身不要回旋，以患者的耐受力为度，一般均要过度矫正。扳住稳定一分多钟，如手感腰部滑动及"咕喽""咕咚"声响，即已复位。如一次没有复位，还原后再扳一次（图 5-2）。

此法由于患侧力的加大，能使健侧椎间隙加宽，此时髓核承受的力是相等的，相应给髓核还纳以有利条件，推力及纤维环的弹性回纳力使椎间

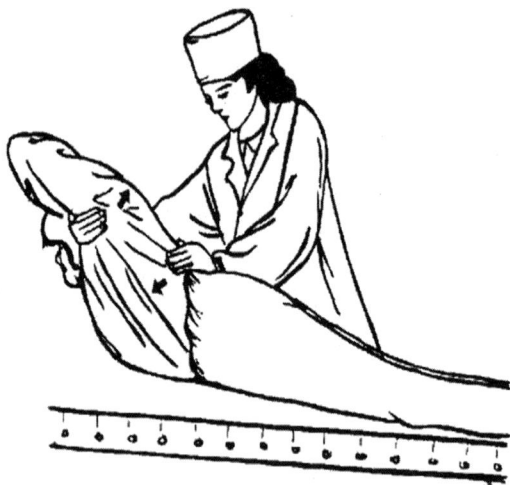

图 5 - 2　俯卧侧扳法

周围组织内力增加，解除陈旧性组织的粘连或致密性部分组织的破坏，而使纤维环远离神经根，迫使髓核归位，纤维环并拢。同时矫正了椎间小关节的内在平衡，回旋了偏歪棘突。

此法稳妥可靠，治愈率高，多用于脊柱侧弯型患者，无论急性慢性均可采用，但在施法前后要松解患部周围紧张的组织，以减少患者痛苦。施法则要由轻到重，不可用力过猛，以施法后患者有轻松愉快感为宜。

（2）俯卧手、肘压法：患者取俯卧位，肌筋放松，医者站患侧一边，用前臂平面近鹰嘴骨处，放患处两椎体之间，由轻到重下压，以能忍耐为度，每次重压 1 分钟，松解 1 次患部周围的组织，重者可连续施法 3 次（图 5 - 3A、图 5 - 3B）。陈旧性也可在一助手握双踝向下牵引的同时给腰部加压，此法能加大椎间隙，使纤维环产生一种弹性回纳力，即可使髓核还纳，纤维环复原，远离神经根。

此法多用于脊柱后凸畸形，简单易行，安全可靠，不论病程长短疗效均高。如脊柱后凸畸形伴侧弯的，患者上身可轻度回旋式复用侧扳法。肘压时有"咕喽"滑动感，即已复位。

（3）旋转复位法：患者坐在特制的"A 梯形治疗固定座"上，医者于患者身后，一手从患者患侧的腋下穿过，经过后颈部，用手把住患者健侧的肩颈部（此时嘱患者向健侧前方弯腰，放松肌筋），另一手拇指或掌根部，推住偏歪的棘突。此时医生放在肩颈部的手呈相对定位时大回环旋

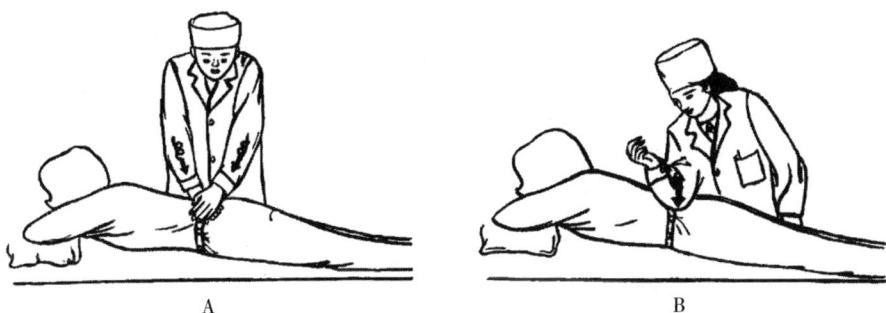

图 5-3 俯卧手、肘压法

转,同时放在棘突的手用力推偏歪的棘突,进行拨正。旋转至患侧后方时,医生的两手形成对抗性的推扳,造成后伸位即算 1 次手法。视病情可连续施法 3 次。推棘突的手,如有"咕喽"或滑动感时,即已达到治疗目的,但只能向患侧旋转。此法适用于新伤及腰 5、骶 1、中央型等腰椎间盘突出者,对伴有腰椎生理曲线变直、后凸或侧弯、风湿性脊柱畸形者,效果不佳,多采用前述①②两种手法治疗。用此法前后,可用软组织松解法进行松解,以免造成不必要的疼痛(图 5-4A、图 5-4B)。

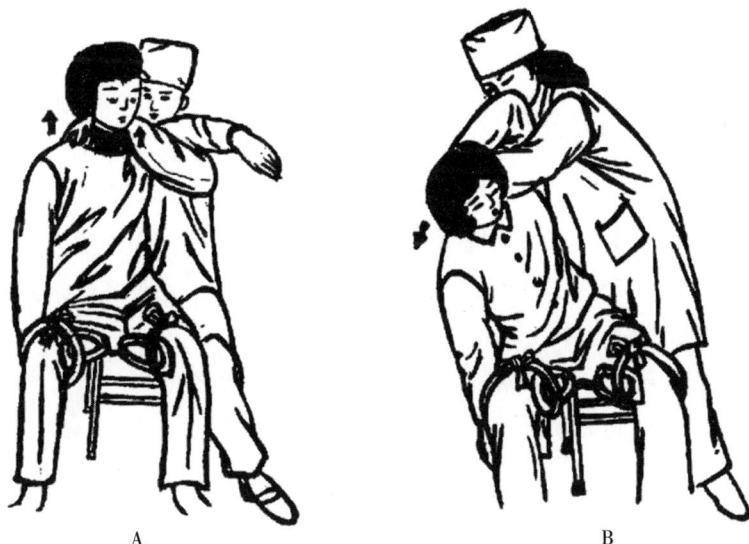

图 5-4 旋转复位法

(4)坐位屈伸法:患者坐在治疗床上,放松肌筋,两腿伸直,双腿并拢,足尖等齐,双手向前略伸。医者站在患者背后,双手扶持患者双肩部，向前推动上身来回晃动 3~4 次。也可一助手牵拉患者双手和医者动作协调，但不能用力过猛，应缓慢用力。此法用于腰椎间盘突出症其他型复位后仍不能弯腰的患者。施法后有时可收到立竿见影的效果。身体虚弱、心脏病、高血压患者慎用此法（图 5-5）。

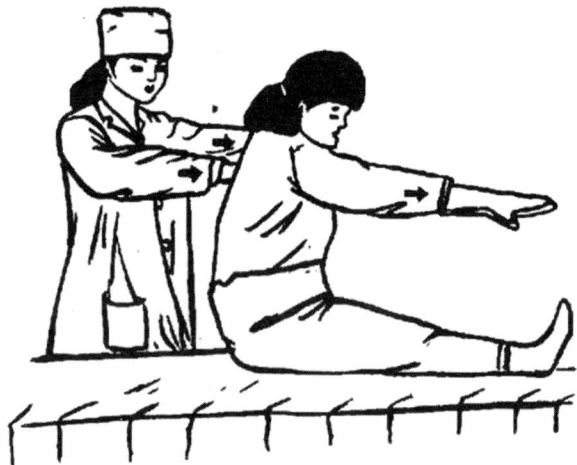

图 5-5 坐位屈伸法

（5）辅助治疗

点穴：腰椎间盘突出症中心型、椎间盘突出以腰 5 骶 1 明显者，点秩边、坐骨部、委中。腰椎间盘突出症以腰 4、5 明显者，点环跳、风市、委中、阳陵泉、昆仑。每穴点 20~30 秒钟，再从臀部至足部推拿松解 5 分钟。环跳可屈肘重点 10 秒钟后略停，再点 1 次，其余均用中度力度点压。

电疗：电疗 15~20 分钟。辅助治疗可温经通络，调整气血，促进机体代谢，解痉止痛。

软组织松解法：患者俯卧于床上，医生站在患者患侧，用拇指在腰棘两侧或一侧从上而下顺压，或拇指旋转点压，各做 4~5 次后，改用掌根回旋按摩，下行至臀部、腿部，2~3 次即可缓解疼痛。

软组织松解法是用在治疗腰椎间盘突出症之前的手法。腰椎间盘突出后，由于局部组织的损伤和神经根的过度刺激，引起周围邻近组织强烈的痉挛性酸胀疼痛。临床常见到有的患者行走、坐卧疼痛难忍，患者为了避免这种难以忍受的痛苦，而寻找各种减轻疼痛的姿势，如腰前弯或侧弯、仰身等。软组织松解法能解除患者的疼痛，使松解后的组织便于复位。

棘上、棘间韧带损伤

【病因病理】

棘上、棘间韧带损伤，是临床常见病、多发病，常因诸多因素而致。如弯腰扛抬、搬运重物，重物坠下击压在胸背部，使棘上、棘间韧带超越了负载而引起损伤；也有因久损不愈的慢性劳损而致者。另一种因素是由于棘上、棘间韧带（图5-6）负有提起脊柱及腰部前屈的限制作用，而脊柱为杠杆，这种作用起点多在腰骶，当韧带无骶肌保护时，压缩力就落在韧带上，当躯干骤然猛屈曲或膝关节前屈时，在肌力不协调的情况下，就极易造成棘上、棘间韧带的撕脱和分离。虽然损伤部位很小，但却能造成腰骶横贯性的疼痛。

【症状与诊断】

这种韧带损伤多有外伤史，伤后局部刺痛，有的呈刀割样疼痛，腰部活动受限，活动腰时疼痛加重，坐卧困难。第2天可能出现如同化脓似的疼痛，或偶伴疼痛向下肢放射，腰背酸胀。手法触诊，多在棘上或棘突旁可摸到损伤局部浮起，稍有肿胀，弹性变差。有的呈条索样剥离，有的钝厚，压痛明显，有的拨动时"吱吱"作响，这些现象均在急性期出现。

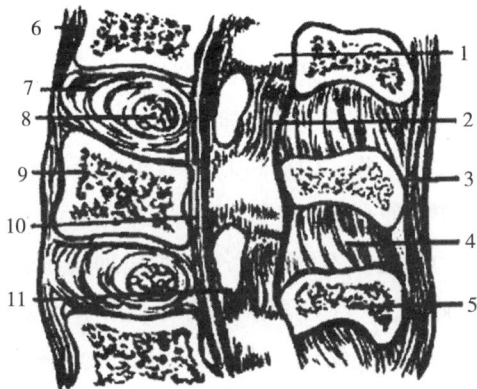

图5-6 脊柱示意图

1. 椎弓板　2. 黄韧带　3. 棘上韧带　4. 棘间韧带　5. 棘突　6. 前纵韧带
7. 纤维环　8. 髓核　9. 椎体　10. 后纵韧带　11. 椎间孔

若触摸损伤局部有一半球面状的突起物，又无粘连，左右拨动时张力较小，无明显压痛，触压损伤部位只有酸胀感时，属陈旧性损伤。棘上、棘间韧带损伤，多在腰3~5椎体间。

【手法治疗】（步骤）

（1）复贴按压：患者取坐位，屈双肘趴在体前凳子上面，医者坐于患者身后，一手掌按在患者腰部，自上而下，按压复贴，肌肉放松，手法停止。

（2）拔伸推按：患者取坐位，坐稳、坐实。一助手立于患者身前，双手臂从患者腋下环绕至背后抱住提起患者。医者坐于患者身后，双手拇指呈八字形贴按在损伤剥离处，沿脊柱纵轴方向，自上而下，滑动贴实，拨动顺压，手下有条索滚动感觉即停。手法后，嘱患者避免腰骶髋的活动。

（3）复贴：患者取坐位，屈双肘趴在体前凳子上面。医者坐于患者身后，双手掌按在腰部，先中间，后两边，顺脊柱棘突两侧往下推至两侧臀部，以活血通脉止痛。

臀部筋伤

一、梨状肌损伤

【病因病理】

梨状肌位于臀大肌下面，是臀部深层的肌肉，外形似梨状，主要作用是配合臀部肌群使大腿做外旋、外展动作。在外展、外旋、下蹲、持物立起时，由于下肢负重，内收、内旋较易使梨状肌过牵而拉伤。在一些情况下，为完成某种动作，使梨状肌急剧不协调的收缩，再被动或主动性的突然牵拉（因承受暴力的情况不同，所产生的病理情况也有差异），当梨状肌受到不同程度的刺激，产生痉挛、挛缩时，由于肌束幅度改变，两束间隙减小，就使其穿出的神经受压，造成下肢真性坐骨神经痛的症状。

【症状与诊断】

梨状肌损伤后，局部常出现相应的神经受压的症状，大多数患者因扛抬重物或蹲、站，弯腰前伸，持物旋转、扭、闪等不协调动作而致。梨状肌损伤，偶伴有下肢放射性酸胀疼痛或小腿外侧麻木感。腰臀部疼痛，向小腹部及大腿外侧放射，会阴不适，阴囊、睾丸抽痛，坐骨部麻痛、发凉，走路跛行，不能直腰，严重时臀部刀割样疼痛，双下肢屈曲，夜不能寐，生活不能自理，大小便或咳嗽时疼痛加剧，或下肢窜痛。

单拇指触诊检查，梨状肌部位压痛明显，有条索样隆起。指触钝厚，肌肉松软，弹性变差，拇指顶压在梨状肌部位，松软如针刺豆腐样感。慢性梨状肌损伤的患者，患侧臀大肌、臀中肌萎缩，触之空虚。梨状肌弥漫性钝厚或肌纤维束变硬时，手法弹拨弹性变差。

直腿抬高试验，60°以前，由于梨状肌牵拉过紧，加强了与坐骨神经的病理关系，而疼痛明显。60°以后，损伤的梨状肌不再继续拉长，疼痛反而减轻，与腰椎间盘突出症、椎弓崩裂症、妇女慢性坐骨神经痛、慢性附件炎、骶髂关节病的损伤截然不同，易于鉴别。

【手法治疗】（步骤）

（1）解痉法：患者俯卧，医者立于患侧，双手掌放在患者臀部，复贴按压的力度由轻渐重，手下感臀部肌肉皮肤温热即可，不能久按。

（2）指顶法：患者俯卧，医者立于患侧，用单拇指触摸到肌束的改变情况，再用双拇指顶压在患病部位，垂直渗透，拨散顺压损伤造成的隆起，痉挛变硬的肌束与硬性包块，次数不可过多，防止引起二次的创伤。

（3）推按：患者俯卧，医者立于患侧，点按环跳、足三里等穴位，再沿大腿外侧，顺推至小腿，以通经活络止痛。

二、骶部筋伤

【病因病理】

骶部筋伤，多发生在骶髂关节周围或腰骶关节，这种损伤多因弯腰搬取重物，或腰骶与臀部遭受向前、向后较大暴力的旋转而致。由于骶髂关节韧带坚强、牢固，而关节只有微小动量，所以骶髂关节单纯的损伤少见。

【症状与诊断】

髂后下棘旁的肌筋损伤，开始一两天疼痛不明显，只有局部酸胀或不适感和隐性疼痛。但向前弯腰或下蹲时，均有疼痛及活动受限。一周后由于伤部周围组织受累，加上没有得到及时的治疗或重视，易使损伤加重，疼痛范围加大，而影响工作和生活。重者坐卧不安，夜不能寐，心烦意乱，多表现在臀部疼痛，偶尔向前腹股沟放射。

触诊检查，急性者触之局部轻度瘀血（积液）、肿胀，压痛明显，有张力挡手感。慢性者触之局部呈圆形或椭圆形活动性硬块，拇指下压有弹性。椭圆形样物横贯活动范围大，圆形样物上下活动范围大，这也是损伤轻重的区别。不论轻重均能触摸到硬块上部的条索样感，如不仔细触摸，则不易摸到，因骶髂关节凸凹不平，互相嵌插，又是耳状关节面，活动硬块长 1～1.5cm，有的达 2～2.5cm，均能清楚触及。

【手法治疗】（步骤）

（1）推贴：患者坐在凳子上，上身前倾，屈曲双肘趴在体前凳子上面，医者用双拇指或掌部贴在患处进行推按压贴（图5-7），放松局部肌肉。

（2）拨推法：患者取坐位，屈曲双肘趴在体前的凳子上，医者双手拇指呈八字复贴在患处进行推拨，当手下有条索滚动感时或触摸到骨棱感消失时，手法即停。

（3）盘髋法：患者仰卧，医者立于患侧，一手握患者踝部，一手放于膝部，一助手双手掌按压在患者双髂前上棘处，固定骨

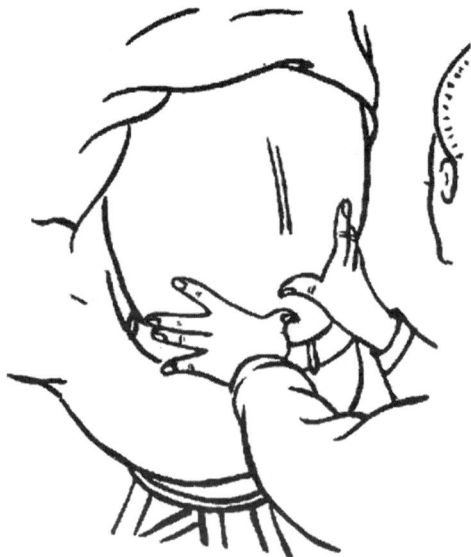

图5-7 推贴

盆。医者将患肢屈髋、屈膝外旋或内旋数次（以患肢长短决定旋转方向），待髋关节放松、屈髋屈膝外旋30°位时，拖拉踝部，或者屈髋屈膝内收下压至腹部，内旋掌推坐骨部，患肢顺势自然伸直，来纠正双下肢不等长。

（4）捋顺：患者仰卧，医者双手捧拢复贴捋顺伤侧下肢，可引血下行，减轻疼痛，缩短恢复期。

三、腰骶关节损伤

【症状与诊断】

腰骶急性扭伤一两天后，出现腰骶横贯性疼痛，偶尔放射至腰的深部，重者局部肿胀、压痛明显。慢性损伤的疼痛，则在局部能触摸到麻束

样"咔嚓"声感。急慢性损伤，都有弯腰时疼痛或腰部活动受限等症状。这种损伤，久坐腰臀部酸胀疼痛，影响工作或生活。

【手法治疗】（步骤）

急性者用轻度复贴复位法，即拇指或掌根顺压复贴。为了加强活血、消瘀、止痛的作用，可用食醋热洗患处1周，每日1～2次，隔日手法治疗1次。一般一周内即可愈合（图5-8）。

慢性损伤的治疗同上，用复贴复位法，但稍用力，以在局部按压、旋转、捻揉为主。亦可附以活血、消肿、止痛药。

先天性骶椎裂，触诊患处有一纵向沟槽；腰椎骶化症，触之患处有横向（腰骶关节）沟槽；正常关节触之变化微小，应予以区别。

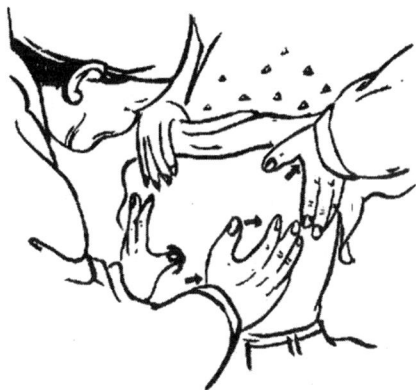

图5-8　复贴复位法

四、骶髂关节错缝

【病因病理】

骶髂关节是由骶骨和髂骨的耳状关节面构成，为凹凸不平、互相嵌插的有软骨覆盖的关节面，上有滑膜附着，两近参差不齐的关节面相互交错，借以稳定关节。其周围有坚强的骨间韧带和髂腰韧带、骶结节韧带和骶棘韧带，关节可上、下、前后的运动及少许的旋转，属于一种微动关节，是人体躯干向下肢传递重量与支撑的关节，双足及两侧坐骨结节所受的外力，也必须通过骶髂关节才能传到躯干。

【症状与诊断】

大多有明显的外伤史，或下腰部椎间盘突出症，病程日久者可导致骶髂关节异常。患侧骶髂关节疼痛，可放射至臀部和股外侧部，部分可达小腿外侧。骶棘肌痉挛致使患肢不能着地，不能负重及站立位，跛行。立位弯腰疼痛加重，坐位时缓解。病情严重者，可呈现双手分别撑住凳子两边，以缓解疼痛的坐姿。骶髂关节错缝有腰骶髋部扭伤史，局部疼痛，下肢跛行。弯腰穿鞋袜、坐低凳时，有下肢电窜感。可触及双侧骶髂关节不在同一水平线，高低凹凸不平，伴压痛。可触及硬结或弥漫性肿胀，或手下有骨棱嵴感，可推动，指下有弹性。X线检查：伤后髂骨向上及背侧移位，与对侧相比较，伤侧髂骨更接近中线。

【手法治疗】（步骤）

治疗方法同"骶部筋伤"。

臀上筋出槽

【病因病理】

臀上筋出槽（即臀上皮神经卡压综合征），在筋伤中，占有很重要的位置。因这条筋在骨边穴的近区内，故容易发生出槽。通过对腰臀部患者的临床观察和治疗，发现重体力劳动者多因持物时身体暴力旋转而出槽，损伤后局部肿胀和疼痛，易产生炎症，充血、变粗，触之钝厚等。弯腰坐位时，背部组织紧张，损伤局部张力增大，加重了对筋的压迫而症状加重。急性筋离位后，可产生较剧烈的腰臀部疼痛，常有向下肢深处的窜痛（疼痛多不过膝）。

【症状与诊断】

臀上筋出槽多有外伤史，20岁以上者多见。弯腰、上身向健侧扭转受限，起坐困难或有无力感。

触诊检查，在骨边穴的近区内，可触摸到一高起滑动的绳索样物，触压时疼痛、麻木、酸胀等，早期可触摸到原筋之沟槽感；陈旧性臀上筋出槽，也可触摸到一绳索样物，但较粗，触之钝厚，活动范围不大（这是由于臀上筋出槽后粘连的缘故），轻度压痛、胀麻，有时伴有患侧下肢放射性麻感。

【手法治疗】（步骤）

患者端坐于方凳上，两脚分开与肩等宽，双手扶膝，医者坐在患者背后，用拇指触摸到滚动、高起的绳索样物后，一拇指向上推紧，另一拇指向原槽按压顺于槽内，再顺向按压数次，放松周围组织。复位后患者自觉症状好转，两三天后疼痛逐渐消失。

在手法治疗的基础上，附以热醋外洗，每日1~2次效果更佳。及时治疗，一般一周内可痊愈。

第四节　筋伤错缝

筋伤，是日常劳动生活中常见的一种疾患，可发生于任何年龄，尤以体力劳动者多见。无论直接暴力、间接暴力，还是挤压、跌打、撞击、过度扭转以及不慎摔倒或持物姿势不当等，均可致使筋伤、筋错和肌肉、血管损伤。损伤可见于任何部位及关节，但以腰部及四肢较为常见。

筋伤，可分为开放性和闭合性两种。皮肤、肌肉、血管破裂而出血者，为开放性筋伤。皮肤未破损，因皮下组织的损伤而导致皮下瘀血肿胀者，为闭合性筋伤。

筋伤有三大症状，即肿胀、疼痛、功能障碍。筋伤的早期，其症状更为明显。肿胀主要是由于皮下出血或积液所致，出血、肿胀愈甚者，其疼痛、功能障碍愈重。多表现为关节邻近的韧带、肌肉、肌腱、血管、关节囊、纤维环的损伤等，因而常有皮下瘀血、肿胀、疼痛、筋骨错动、麻木等一系列症状。

筋伤后时间久者，则会出现组织退行性变、纤维化、粘连或致密性粘连、挛缩、增生、钙化、嵌顿、关节受限等生理功能改变的现象。以上病变常会引起关节周围肌肉痉挛或肌肉萎缩。筋伤的诊治，应以手法为主（指闭合性的损伤）。如用双拇指指腹触诊检查，寻找病变部位，判断筋伤程度，视其情况，采取不同的治疗手法，这是尤为重要的。

基本手法有摸、接、端、提、拉、扳、拨、按摩、压、顶、挤、蹬、揉、捏、松解、点穴、捧拢、复贴、旋转、推拿、摇摆、挂、牵引、分离、叩击、拍打等，这些基本手法均贯穿在不同疾病的治疗手法之中。

手法治疗的作用是消瘀退肿，理顺筋脉，舒筋活血。筋伤初期，可选用对症的手法，正筋、正骨，但不能揉，以免加重出血，加重肿胀，可配合一些活血化瘀、消肿止痛的药物内服外用，待肿胀消退后再用手法治疗。筋伤中期，除用手法治疗外，还应配合使用强壮筋骨的药物。筋伤后期，手法治疗则应以恢复功能和加强锻炼为主。临床实践证明，筋伤除配合药用外，手法治疗是必不可少的，也是避免和减轻后遗症的关键一环，切不可忽视。常用手法如下：

复贴复位法：适用于筋伤治疗的整个过程，是促进筋伤的软组织加快愈合的有效手法。复贴复位法有单拇指复贴、掌根复贴、顺压复贴、顶压复贴等手法，多适用于脊柱、四肢及关节周围。本法能使结缔组织更接近生理解剖关系，有改善血液循环、止痛、消肿、增强功能等作用。

软组织粘连分离法：此法主要用于治疗筋伤后期出现的粘连、增生等。软组织粘连能触及的部位，可用拇指顶端拨动分开，不能摸到部位，可用人体生理特点和手法来互相制约，以达到治疗的目的。

推拿活血法：此法主要用于瘫痪、半身不遂和陈旧性筋伤，如肌肉萎缩、发凉、怕冷、无力等。即用双手从肢体近端向远端推、捏、拿、提，可改善血液循环。

解痉法：此法主要用于闭合性筋伤后产生的痉挛性疼痛、肌肉发紧及邻近组织受累等。即用手掌在伤处做旋转性的按摩，或由近向远按摩，是骨关节脱位、腰部急性扭伤、腰椎间盘突出症在复位的前后解除痉挛必不可少的手法。解痉后不仅组织便于复位，而且也可减少患者痛苦，缩短恢复期。

点穴法：此法主要用于陈旧性筋伤、深部组织损伤的恢复。因为筋伤整复后，对于活动较强的关节及其邻近组织，在恢复期，往往因疼痛和经络不通，产生功能障碍而延长恢复时间，对此除了用药外，点穴法是必用的辅助手法之一。本法对风、寒、湿引起的各种骨关节酸胀疼痛也有明显疗效，骨正筋柔，气血自流，使用得法，皆有手到病除之功。

冈上肌损伤

冈上肌是肩部后面深层的一块肌肉，起于肩胛骨，止于肱骨大结节。冈上肌的作用是固定肱骨头，和冈下肌、小圆肌、肩胛下肌共同构成的一个连续的带状肌群。若冈上肌损伤，功能消失后，强有力的三角肌很难使上臂外展。

【病因病理】

冈上肌位于肩关节部位的几块肌群之中，是肩部活动力量的集中交点，有直接参与内收、外展、内旋、外旋肱骨的作用，因此很容易受到挤压和摩擦而损伤。与此同时，冈下肌、小圆肌和肩胛下肌也可受到不同程度的损伤。如跌倒或肩部急剧外展时，肌肉突然收缩，都能引起冈上肌断裂或部分损伤。此病属于多发病，若不及时治疗，则易引起肌腱无菌性炎症，导致关节活动功能障碍。

【症状与诊断】

肩部疼痛不适，上臂沉重下坠，肩部过度外展下放时疼痛加剧，但肩关节的活动不受限制。压痛点多在肱骨大结节止点或冈上肌起点处。当三角肌极力收缩时，前臂外展功能消失。扳动患肢，外展功能不受限制。

【手法治疗】（步骤）

（1）按推：患者取坐位，医者立于患侧，用单手拇指指腹或掌根部，沿冈上肌周围及肩胛骨周围按压推揉至肩关节处，直至该肌肉放松。

（2）点拨：患者取坐位，医者立于患侧，双手拇指或单手拇指呈八字形分开压在冈上肌处，手下触及条索感时，顺肌纤维方向贴压、点拨，连续4~5次。若触及的肌肉紧张，手法可再重复几次，但用力要均匀柔和。

（3）转摇：患者取坐位，医者立于患者背后，一手掌放在冈上肌处，另一手抬起患侧肘关节，屈肘内收前旋，然后向后旋转数次，用以缓解肩关节的气血瘀滞，并滑利关节。

菱形肌损伤

【病因病理】

菱形肌起于部分颈椎及胸椎的棘突，抵止于肩胛骨内侧缘，位于斜方肌及上后锯肌的中间，有上提肩胛骨，使肩胛骨内收靠近脊柱及固定肩胛骨的作用。

因为菱形肌位于斜方肌及上后锯肌中间，具有固定肩胛骨，上提肩胛骨和使肩胛骨靠近脊柱的作用，所以当劳动过度或猛力牵拉前臂时容易致伤，以操训刺枪的战士和重体力劳动者多见。

【症状与诊断】

伤后表现为肩背部不适、疼痛，胸背部如同背着重物一样压痛、疲劳。压痛点多在脊柱的患侧或在肩胛缘的某一点上。如果这块肌肉损伤过重，在伤侧的肌区，拇指能触摸到条索样物及捻发感，触之疼痛。患者有时有不自主的活动肩背部及挺胸等动作。

【手法治疗】（步骤）

患者端坐于方凳上，医者坐在患者背后，用拇指指腹，沿脊柱患侧或肩胛缘顺损伤部位，做复贴按压、下滑动作。连续5~6次后，改用手掌根部，在患部及邻近组织疼痛不适部位，轻轻按摩，反复3~4次。治疗后患部舒适轻松，疼痛消失。隔日按摩1次，轻者2~4次，重者5~6次，即能痊愈，可配合伤科药内服。

肩周炎

【病因病理】

肩关节周围炎，是肩关节软组织慢性损伤继发性的退行性病变。如轻度外伤，或肩关节脱位，或冈上肌腱炎，或骨折后长期固定，缺乏必要的功能锻炼，加之受风寒之邪侵袭而致。由于肩关节软组织的退行性变，继而出现纤维化和肩关节粘连。此症多发于50岁左右的人，是一种常见病。有的患者是由于颈椎综合征引起颈、肩、臂轻度神经失调，或受风寒侵袭所致，可出现组织纤维化和肩关节粘连，肌肉萎缩、疼痛。

【症状与诊断】

患者主诉肩部疼痛。压痛点广泛，表现在肩关节周围和三角肌部位。当肩部活动时，因疼痛明显出现肌痉挛。初期酸胀痛、怕冷，以后症状逐渐加重。如不能梳理头发，上臂不能外展、外旋，高举、后背动作等都有不同程度的受限。在肩部活动不当时，会出现剧痛难忍。

【手法治疗】（步骤）

（1）推揉按压：患者取坐位，医者立于患侧，用单手或双手掌压在肩关节周围，推揉按拿，松解肌肉。疼痛稍缓，局部皮温略热时，手法可停。

（2）推拨：患者取坐位，医者立于患侧，单手或双手拇指压于肩关节周围，推拨硬性条索与结节，尤以冈下肌中段，以及肩胛下肌和冈上肌肌腱附着点为主。

（3）提拉：患者取坐位，医者立于患侧，一手握肘关节屈曲内收前旋，继而向上提拉肩关节，做上举动作（用以缓解肱二头肌腱与肩关节周围的粘连），力度适中，柔和缓慢，注意不可暴力拉伸。

（4）牵抖：患者取坐位，医者立于患侧，双手握腕关节上，松解臂肩，向下牵引的同时，用臂力均匀颤抖数次。手下感觉患肩有松动感，手法停止，注意牵拉动作忌暴力。

（5）捋顺：患者取坐位，医者立于患侧，双手在患肩捧拢复贴，从上而下，捋顺至腕部，以疏通气血，祛寒温经。

胸壁筋伤

【病因病理】

胸壁筋伤，多由外力直接撞击或挤压胸部所致，如被拳击打、外力挤压、悬吊重物撞击，台角及其他硬物碰撞等均可致伤，但外力较轻时多不能致肋骨骨折。

【症状与诊断】

胸壁筋伤，疼痛往往由于胸壁肌的出血、肿胀引起深呼吸或咳嗽时加重。伤部压痛明显，可出现向肋间神经放射痛。双拇指触诊患处，可触及肋间骨膜钝厚或有线状剥离及滚动的条索样物。伴有肋软骨损伤者，有明显压痛，有时肋骨局部有轻度的突起或增宽下陷等表现。

【手法治疗】（步骤）

胸壁筋伤，表皮破裂的，应先清创、包扎，避免引起局部感染。闭合性损伤，以手法治疗为主。患者端坐在方凳上，医者坐在患者伤侧前方，嘱患者将伤侧的上肢向上抬起屈肘，并将手放在枕骨部，后仰扩胸。医者一手揽住患者后背胸部，另一手推托上抬的上肢，陷下的部位即可自动隆起，突起的部位用手掌轻轻地按压即可复平。一般筋伤，可用单手拇指沿肋间走行顺压。初期手法宜轻。深呼吸、咳嗽疼痛者，可口服活血止痛类药。

胸椎小关节错缝

【病因病理】

胸椎小关节是上一胸椎的下关节突与下一胸椎的上关节突所构成的椎间关节，其借薄弱的纤维束加强，关节囊韧带背侧较薄。上关节突从侧面观呈凹面，从上、下观呈平面；下关节突从侧面观呈凸面，从上、下观呈平面。胸椎的关节面呈冠状位，近乎垂直，在外力的作用下，发生侧向偏移、错缝后，关节滑膜扭开，如嵌入错缝的关节腔内，则阻碍关节的复位，导致疼痛与功能障碍。

【症状与诊断】

患者有过度前屈或后伸的运动和受伤史，症状逐渐加重，后背发沉，如背负包袱，疼痛可放射至前胸，久坐需经常变换姿势，出现胸闷、憋气之感。手法触诊时，压痛点可在相邻数个胸椎或棘突上、棘突间，可触及偏歪、后突之棘突，以及筋结或浮起滚动的条索、结节。X 线检查，部分患者可不出现患椎棘突偏歪，但可以排除胸椎的骨病，有助于鉴别诊断。

【手法治疗】（步骤）

（1）贴按：患者取坐位，医者坐于患者背后，双手掌根放在患者背部，自颈根至患椎下方两侧肌肉复贴按压，肌肉放松，手法即停。

（2）膝顶：患者取坐位，双手交叉于颈后部，呼吸自然。医者立于患者背后，身前放一凳子，抬起一腿屈膝 90°，顶在患椎旁，双手从患者前腋下绕过，托起肩关节缓缓向上提拉上胸段（嘱患者配合，抬头观天花板顶，上身后仰，勿闭气），以膝关节做支点，手下稍加用力上提，闻及响声后即停手法。患者双手放下，医者检查症状消失，患者呼吸顺畅，无胸闷即可，注意顺势提拉忌暴力。

大腿内收肌损伤

【病因病理】

大腿内收肌损伤，如内收长肌和内收大肌损伤，多由暴力外展、蹬空、跳皮筋、踢球等造成。

【症状与诊断】

伤后一般感觉不适，疼痛不明显，但伤后 1~2 天，由于局部瘀血或有炎症，疼痛加重。走路时伤肢稍向前方外展，全脚掌落地，迈步脚掌平行前进，步行疼痛，局部先红肿，压痛明显，触摸伤部肌筋发紧、钝厚变硬，或呈条束状隆起，多表现于腹股沟下部。

【手法治疗】（步骤）

患者取仰卧位或站立位均可。站立位：患者站立，两脚分开，医者坐在患侧方凳上或下蹲，用拇指或一手四指触摸，找到损伤部位后，按压疼痛之肌肉或隆起的肌束，用分筋法左右分拨或轻轻按压。仰卧位：患者仰卧，医者单手四指或拇指置于患处隆起部位，另一手握住患侧膝部，提起屈膝屈髋，置于患处的手指顺势分拨或按压，反复 2~3 次，症状即可消失。一般治疗 3~4 天，禁做四肢外展、踢球、跳皮筋等动作，一周内即可痊愈。如配合内服活血止痛药，则疗效更佳。

缝匠肌、股直肌损伤

【病因病理】

缝匠肌和股直肌的损伤，除暴力击伤外，多见于平时缺乏锻炼，偶尔长跑跳跃或用铁锹不当，或打篮球、踢足球、练武功致伤。损伤重者有持久性的疼痛，缝匠肌多见。

【症状与诊断】

缝匠肌损伤后，局部多肿胀，触摸变硬，一般肿块范围较大，压痛明显，伤后股前部有酸胀疼痛或不适感，走路跛行，迈步疼痛加重。重者不能走路，瘀血肿胀明显，直腿抬高功能受限。

【手法治疗】（步骤）

急性损伤如不及时治疗，可持续性疼痛。初期肿胀疼痛严重，一般不在损伤局部用手法，而应在损伤周围用双拇指推散瘀血，配合口服活血止痛药和外用洗药熏洗，以散瘀、活血、消炎、止痛，也可用1号外用洗药熏洗。

熏洗时，将药用纱布包好，净瓷盆加水半盆放药，大火煮沸后熏洗。每日2次，每剂可用3次。一般3~4日可消肿，一周内可痊愈。

小腿后肌群损伤

【病因病理】

小腿后肌群损伤，除直接暴力击伤外，多由持物走步蹬空、足踢而伤。

【症状与诊断】

蹬空能使肌群急剧收缩拉伤肌肉，重者肿胀范围较大，次日皮下充血，触之变硬，压痛明显，走路困难疼痛。

【手法治疗】（步骤）

急性者，用手掌轻推患部，用1号外用洗药熏洗，方法同前，口服活血止痛类药，一周肿胀瘀血即可逐渐消散。如不及时治疗，多结硬块，恢复时间较长。

慢性者，可用双手掌在小腿肌的两侧抖动揉搓，2~3分钟后，一手掌沿小腿后肌群向下轻推数次，或用单拇指分筋法分拨粘连部位。仍有酸胀痛者，可用热醋洗，每日2次，先用3~4天，并隔日手法治疗1次，一周即可痊愈。治疗时，患者坐位或俯卧位均可。

膝关节筋伤

膝关节是支持人体的承重关节，结构复杂而坚固。由于膝关节主司屈伸，虽灵活性较差，但稳定性好。作为支点运动的关节，除了灵活性之外，还必须有其稳固性。两者相矛盾而又相依存，具有灵活与稳固统一体的两重性。膝关节伸直时，关节两侧副韧带紧张，起稳定膝关节的作用；当膝关节在屈曲位时，两侧副韧带、肌肉放松，这时小腿有一定的内旋、外旋功能。因此膝关节的稳定性，在屈曲位比伸直位差，也易遭受损伤。

膝关节由股骨下端和胫骨上端以及髌骨所组成，在关节腔里，内外侧有两块半月形软骨板，内外侧半月板的外侧缘与内外侧副韧带紧密相连。关节腔内又有交叉韧带和严密的关节囊包绕，加上前后强有力的肌腱和周围肌肉的相连，所以稳定性较强。由于解剖结构的特点，内侧半月板较外侧半月板更为固定，因而常易遭受损伤。

一、膝关节半月软骨损伤

位于股骨和胫骨关节之间的内、外侧半月形软骨板，也叫内、外侧半月板。内侧半月软骨像"C"字形，外侧半月软骨像"O"字形。它们的内缘薄而外缘厚，因此使股骨和胫骨的关节面接触更为吻合，增强了关节的稳定性，并对跳跃式剧烈运动所产生的震荡有缓冲作用。

【病因病理】

由于膝关节的结构颇为复杂，除其稳固性外，其上下两端又有股骨和胫骨两长骨的杠杆作用。股骨外侧髁与胫骨外侧髁关节面之间，又负载较大，当膝部过度扭转、跳跃，或突然的内外旋活动，以及外力撞击时，均易致伤。由于膝关节生理结构的特点，外侧损伤多见。

【症状与诊断】

多有剧烈运动，膝关节突然内旋、外旋及撞击和明显的外伤史。伤时患者自觉膝关节内有撕裂响声，疼痛，关节内血肿。由于软骨的撕裂产生了关节腔紧张，伸屈活动受限等关节绞锁和不能活动现象，在损伤软骨关节囊的附着处，有轻度红肿和压痛，有的可出现周期性交锁，使伤肢既不能伸，也不能屈。损伤久而较重者，则可出现关节腔肿胀、积液。先天性软骨畸形伴损伤者，多出现股四头肌萎缩和凤头髌，这一症状多由半月软骨损伤造成。

【手法治疗】（步骤）

治疗半月软骨损伤，患者仰卧在治疗床上，或坐在方凳上。医者站在患侧，一手握住踝部，另一手拇指按压损伤部位的关节缝，握踝部之手，使小腿屈曲。根据内、外侧损伤部位，决定内收、外展、外旋或内旋的同时，顺损伤部位的关节缝按压，使嵌顿隆起的部位复平。一般按压损伤部位的拇指下有滑动感，或可闻及轻微的响声（图5-9）。手法治疗同时，可配合用1号外用洗药熏洗和口服接骨类药。

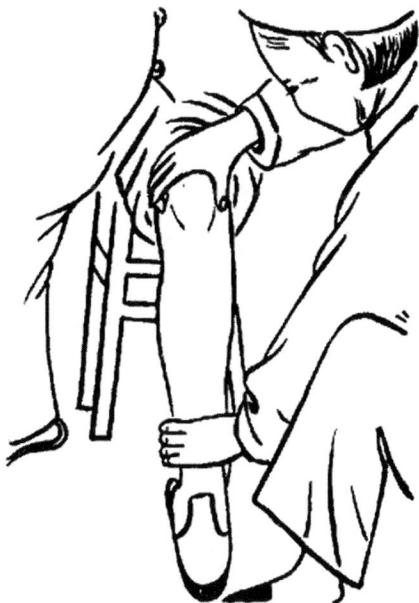

图5-9　膝关节半月板损伤治疗

二、膝关节内侧副韧带损伤

膝关节为身体中最大、最复杂的关节，主要为屈曲关节，关节的连接主要来自韧带的维持。由于膝关节位于下肢的中部，承受着较大的力，易引起损伤。亦有"膝为筋之府"之说。膝关节的前面为髌骨固定装置所覆盖，主要由股四头肌的腱性扩张构成，使股四头肌及髌骨与周围的筋膜牢固结合，股四头肌肌腱、髌骨及髌韧带组成膝关节伸膝装置。

【病因病理】

内侧副韧带呈扁宽三角形，基底向前，分为浅深两层，密切结合无间隙。深层起于股骨内上髁，止于胫骨干内面和关节边缘，内面与内侧半月板紧密相连。浅层较长，起于股骨内上髁顶部的收肌结节附近，止于胫骨内侧髁后缘，并附着于内侧半月板后缘。膝关节伸直时，内侧副韧带向前并紧张，屈曲时向后并松弛，保持关节稳定和调节活动的功能，其紧张度随关节位置的不同而改变。当膝关节微屈于30°～50°位时，小腿突然外展外旋，或者膝关节外侧受到直接暴力，使膝关节外翻，可造成膝关节内侧副韧带损伤，滑冰及膝关节内旋、外旋动作，均易引起内侧副韧带股骨附着点撕裂。

【症状与诊断】

膝关节突然受到外界暴力损伤，膝关节主动、被动活动均受限，局部肿胀、瘀斑。膝关节内侧可触条索状物或有撕裂感，压痛明显。患肢膝关节固定，呈半屈曲位135°左右。压痛点固定，大部分在股骨内上髁部。小腿的侧方活动度可加大。

【手法治疗】（步骤）

（1）捋顺：患者坐于床上，医者立于患肢处，双手掌面捧拢伤肢，自上而下顺滑下至小腿外侧，重复手法至患肢放松即可。

（2）分拨：患者取坐位，一助手牵引踝部，另一助手固定大腿处，医者双拇指置于伤部，先左右分拨后上下复贴，手下无响声或局部放松，膝可伸直，手法停止。

（3）屈伸：患者取坐位，医者一手拇指置于撕裂部，另一手握踝部，将伤肢膝关节被动屈伸，手下有响声，示轻微错缝得以矫正，手法停止。注意在膝关节的手法操作要轻柔，忌用重力或暴力。

三、膝关节交叉韧带损伤

膝关节前交叉韧带，起于胫骨上端非关节面髁间前区的内侧及外侧半月板前角，向上后外呈扇形，止于股骨外侧髁内侧面的后部。膝关节完全伸直时，前交叉韧带为髁间切迹前外侧部的补充切迹所容纳，它可防止膝关节过度内旋、外旋及过伸运动。

膝关节后交叉韧带附着于胫骨内、外髁关节面之间的后方，延伸至胫骨上端的后面，后交叉韧带向上前内，在前交叉韧带的后内侧，止于股骨内侧髁外侧面的后部，其附着点呈半圆弧状，平行于股骨髁关节的下缘，后交叉韧带较前交叉韧带大而短直，中部较窄。后交叉韧带可防止膝关节过度伸直与限制旋转及限制侧方运动。

膝交叉韧带在维持膝关节各个方位的稳定性上起着指导作用。临床中，前交叉韧带损伤多于后交叉韧带，常见于复合损伤。

【症状与诊断】

膝关节交叉韧带损伤，多有暴力损伤或扭摔滑倒史，伤后膝部呈弥漫性胀痛或撕裂样剧痛。膝关节周围广泛肿胀，触诊皮肤有张力，伤肢皮肤温度较健侧高。局部拒按，关节功能障碍，呈半屈曲位伤肢外展状态，抽屉试验阳性，X 线片未见骨折与脱位。

【手法治疗】（步骤）

此种损伤要因势治疗，切不可鲁莽行事，并要配合外固定。

（1）复贴捋顺：患者仰卧，医者双手捧住膝关节前内外侧，轻柔缓慢地向下滑行，力度只达皮下。

（2）屈膝按压：患者仰卧，医者站立伤肢一侧，一手握踝部，另一手拇指按压在损伤部位间隙处。握踝部之手在小腿微屈曲的情况下，根据伤痛点的部位决定内收、外展或内旋、外旋，拇指与另一手协同动作，按压在关节缝处，平复隆起之处。一般按压时手下有"吱吱"声或滑动感，或轻微响声。

（3）研磨牵抖：患者取坐位，医者一手握踝，一手掌放在膝关节外侧，自膝上 20cm 处至小腿复贴按压数次；双手沿髌骨的上缘及下缘对抓捏髌骨向上轻提 2~3 次；一手掌按在髌骨处，顺时针、逆时针旋转各 3~5 次；双手握踝牵拉整体下肢进行颤抖，以增加膝关节的间隙，防止日久粘连。

四、膝关节错缝

【病因病理】

膝关节为身体中最大也是最为复杂的关节，主要为屈曲关节，但在膝关节屈曲时，也能轻度旋转与磨动。在膝关节屈曲或半屈曲时，可沿纵轴做一定的旋转动作。膝关节的主要功能为负重，传递载荷，但不如髋关节活动灵活。它位于下肢的中部，承受着较大的力。再如髌骨的后关节软骨面虽相当厚，但厚薄不一，股骨下端较厚，胫骨上端较薄，此种结构，也是造成此症损伤的原因之一。

【症状与诊断】

膝关节受到外力损伤，如膝关节扭伤或滑冰摔倒等。伤后膝关节剧烈疼痛、活动受限，膝关节固定在半屈曲位。查体膝关节外无明显肿胀，膝眼外侧多有压痛，亦有膝关节后侧压痛者，可触及髌骨略向外侧偏移。X线片无明显骨折与脱位征象。

【手法治疗】（步骤）

（1）拿捏松筋：患者仰卧，医者立于伤侧，双手把膝关节捧拢，相对用力，复贴、拿捏膝关节周围，以使膝关节放松，肌肉松弛。

（2）屈伸压托：患者仰卧，患肢膝关节屈曲90°；医者立于患侧，双手拇指顶在双膝眼处，余四指压在关节后方，托起膝关节；一助手握踝关节上方，将伤肢缓慢牵拉伸直固定；医者双手拇指向下方按压数次后，助手再将膝关节逐步弯曲；弯曲过程中，医者在关节后方的四指用力向上端托，一压一托，连续数次，至手下有摩擦感时，手法即停。

（3）捋顺：患者仰卧，医者立于患侧，双手捧住膝关节自上而下捋顺至小腿，以活血通脉。

第五节 关节脱位

组成关节的各个骨端的关节面，失去正常的互相连接关系，彼此移位不能自行复位时，即称为脱位。

在正常情况下，人体通过关节的结构，使骨骼互相连接、发生连接动作，而能进行各种功能运动。每个关节至少包括两个骨端，骨端的表面是光滑的软骨面（即关节面）。两骨端周围被关节囊所包围，形成关节腔。关节囊的外层，由坚韧而富有弹性的关节囊韧带构成，起连接、稳定骨端的作用，又有利于骨端的正常活动。关节囊的内层是滑膜，能分泌滑液，滑液有润滑和营养关节面的作用。每个关节，都包括关节面、关节囊和关节腔等基本结构。有的关节还有滑液囊、关节腔内韧带、软骨盘（板）等辅助结构，用以增加关节的稳定性，增强关节的活动功能。

成人骨关节的种类很多，按关节运动轴的量和关节面的形状，可将关节分为以下几类（图5-10A、图5-10B）。

1. 单轴关节 只能绕一个轴运动。包括以下两种：

（1）滑车关节：关节头呈滑车状，只能绕额状轴做屈伸运动，如指关节。

（2）车轴关节：关节面位于骨的侧方，骨围绕骨的长轴做车轴般的旋转运动，如上、下桡尺关节。

2. 双轴关节 可以在两个轴上运动。包括以下两种：

（1）椭圆关节：关节头呈椭圆形，关节窝与关节头相适应，能在额状

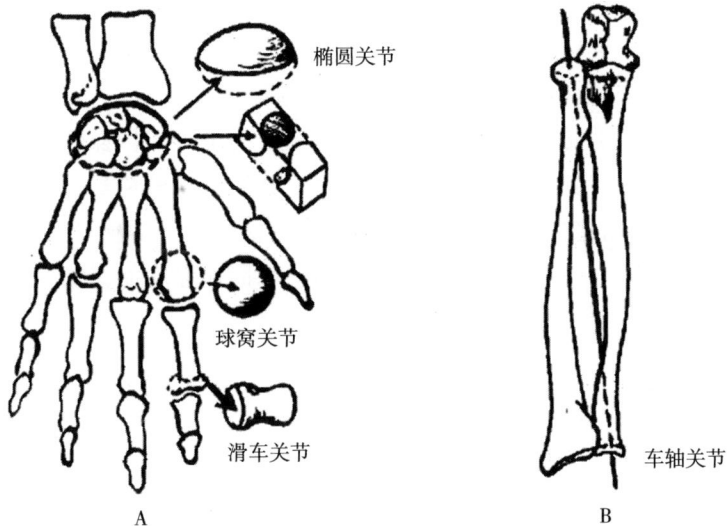

图 5 - 10　关节分类模式图

轴上做屈伸运动和在矢状轴上做内收与外展运动，也可做一定程度的环转运动，如桡腕关节。

（2）鞍状关节：两骨的关节面都呈马鞍状，能做屈伸、内收与外展运动，并稍可做环转运动，如拇指腕掌关节。

3. 多轴关节　有两个以上的运动轴，可做多种方向的运动，包括以下两种：

（1）球窝关节：关节头呈球状，关节窝与其相适应，但小而浅，囊松弛，可做屈伸、内收、外展、旋转和环转运动，如肩关节。

（2）杵臼关节：与球窝关节相似，但窝大而深，囊较紧张，其运动轴和形式与球窝关节相同，但运动范围受到一定限制，如髋关节。

此外，还有一种子面关节，这种关节的两骨关节面光滑平坦，大小一致，其运动范围极小，仅可做轻微的滑动及回旋动作，如跗跖关节。

另外，也有将下颌关节和上、下桡尺关节称为联合关节的。

由于关节是人体多种方向运动不可缺少的部分，所以关节脱位的原因不是单一的，而是多种因素共同作用的结果。这些因素可概括为内因和外因两种。内因包括人整体的健康情况、关节局部的健康情况及关节解剖学上的特点。外因主要指外来暴力。关节脱位的方向可分为：前脱位、后脱位及侧脱位。按关节脱位的程度可分为：半脱位和全脱位。按关节脱位的时间可分为：新鲜关节脱位、陈旧性关节脱位和习惯性脱位。

关节脱位的特有症状为畸形，关节盂内空虚，弹性固定，关节头处于异常位置，局部疼痛、肿胀，关节活动功能障碍。

关节脱位应尽早复位，即及时用正确的轻柔的手法谨慎操作，将脱出的骨端轻轻地通过关节囊的破口送回原位。但必须注意避免暴力、盲目的手法。否则不仅不能获得满意的复位，甚至会引起骨折、神经和血管的损伤等。手法复位后可给予必要的固定及药物。后期加强功能锻炼，以便恢复关节原有功能。

下颌关节脱位

【病因病理】

下颌关节由颞骨下颌窝与下颌骨的关节突构成。关节囊前壁薄后壁厚，在外侧有加强关节囊的韧带。由于下颌关节囊前壁比较松弛，缺乏韧带加强，在强力张口时，下颌关节突滑到关节结节处，不能自动退回到下颌窝内，即形成前脱位。下颌脱位有单侧与双侧脱位两种，以年老体弱者多见。

【症状与诊断】

患者张口不能合拢，说话不清，流涎，有的患处局部肿胀酸痛，活动时多用手托住下巴。双侧脱位在颧弓下时，可摸到突出的下颌关节突，而在其后有一凹陷。单侧脱位者下颌向一侧歪斜下垂，可在伤处摸到关节突及下颌窝。

【手法治疗】（步骤）

患者坐在椅子上，稳定头部，医者立于患者对面。双侧脱位，医者拇指放置口外下颌支处（即大臼齿的外侧，以避免牙尖刺伤肌肉），双手食指、中指置于下颌角的后面，环指和小指置于下颌体外侧。双拇指向下压的同时向后推，余指将下颌上端推向前方，即可复位。

传统的复位，均系双拇指置于口内大臼齿面的复位法，我们多采用口外复位法，不仅可避免患者过度张口引起下颌关节软组织的再度损伤及痛苦，而且也卫生。双侧脱位也可用单侧复位法，方法同前。此法随时随地均可使用，既经济又方便（图5-11、图5-12）。

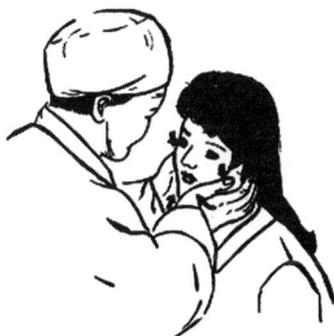

图 5 - 11　口外复位法　　　　图 5 - 12 口内复位法

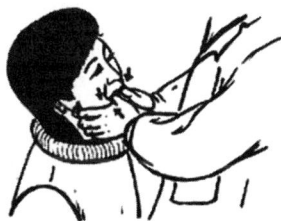

肩关节脱位

肩关节脱位比较多见，因肱骨头大，肩胛盂浅小，关节囊松弛，关节囊的下方缺少韧带和肌肉的保护，肩关节又是人体活动范围最大的关节，当遭受外伤时，肱骨头容易从关节的前下部穿破关节囊而发生脱位。肩关节脱位可分为前脱位、盂下脱位和后脱位三种。前脱位和盂下脱位多见。临床所见的喙突下脱位和锁骨下脱位，均属前脱位类型。

【病因病理】

前脱位多发生于上肢外展、后伸跌倒时手或肘着地的情况下。后脱位系上肢向前屈曲并内收时跌倒手或肘着地所致，机制与前脱位相反，并可因直接暴力所致。

【症状与诊断】

肩部疼痛，功能受限，患者常以健手托住伤肢前臂。肩部外形呈方肩畸形。

触诊时肩峰下有空虚感。在腋下、喙突下、锁骨下可摸到移位的肱骨头。把伤肢手放在健侧肩部，其患侧肘关节不能靠近胸壁。如伤侧肘部靠近胸壁，则伤侧的手掌不能触摸健侧肩部。

【手法治疗】（步骤）

三人复位法：患者取坐位，一助手由健侧双手环抱伤肩腋下，另一助手握伤肢肘部，向前下方牵拉，在逐步转为内收的同时顺上肢直臂纵轴左右轻轻旋动。在两助手呈相反方向牵拉的同时，医者立于伤肩外侧，一手掌用力推住肩峰，另一手指置于伤肢腋下，扒住脱位的肱骨头向外上扒托，即可复位。医者亦可在双手拇指置于肩峰推压的同时，余四指握住腋下肱骨头向外上方端起，即可复位。

复位后前臂用三角巾悬吊于胸前，屈肘角度以舒适为度。轻者固定1周，重者固定2~3周，后期功能锻炼。初期口服活血药物，但不可增加服用钙质类药。

肘关节脱位

【病因病理】

肘关节由肱骨下端和尺骨、桡骨上端互相组成关节。包括肱尺关节、肱桡关节和上桡尺关节。这三个关节包在一个关节囊内，关节囊的两侧坚厚紧张，前后部薄而宽松，因此关节可做屈伸运动。当身体向后或侧方跌倒时，上肢处于外展、后伸掌部着地的位置，暴力向上传递，滑车切迹便从肱骨下端滑车部脱出，使肘关节囊破裂和肱肌在尺骨喙突附着处撕裂，造成肘关节后脱位。

【症状与诊断】

肘关节脱位后瘀血肿胀，功能障碍，患者常用健侧手托住伤侧前臂，肘关节处于半屈曲的位置。肘关节后脱位时，肘窝前可摸到肱骨端，肘后脱出部位特别高，可摸到鹰嘴突后突，肘部骨性标志的正常三点关系破坏。

【手法治疗】（步骤）

牵引屈肘法：患者取坐位，助手握患侧上臂，医者一手握患侧腕部，另一手拇指抵住肱骨下端向后推压，余四指勾牢尺骨鹰嘴，与助手对抗牵引，逐步屈曲肘关节至功能位，即可复位。包扎固定，口服活血止痛药物，3日后用1号外用洗药熏洗，轻轻按摩患部。治疗如图5-13A、图5-13B所示。

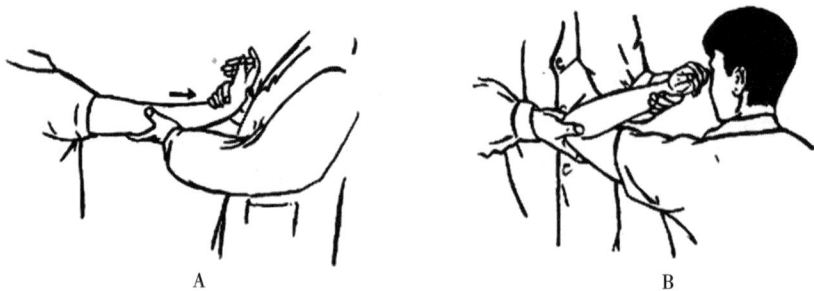

A　　　　　　B

图5-13　肘关节复位法

腕关节脱位

手骨的连接，包括桡腕关节和腕骨间关节。桡腕关节头由舟骨、月骨、三角骨的关节面联合组成，关节窝由桡骨下端的关节面和向尺骨茎突方向的三角形关节盘联合组成。此关节盘将桡腕关节与桡尺远端关节分开，因此尺骨不参加关节的组成。桡腕关节属椭圆关节，能做冠状轴上的屈伸运动和矢状轴上的内收、外展运动。腕骨间关节为微动关节。腕掌关节是4个远侧腕骨和5个掌骨底部关节面相对形成的关节，大多角骨、小多角骨、头状骨，分别和第1、2、3掌骨底相对，钩骨和第4、5两个掌骨底相对，除第一腕掌关节为鞍状关节外，余为微动关节，所以拇指可做屈伸、对掌内收和外展运动。

【病因病理】

患者跌倒时手掌及手背着地，致使腕关节过度屈曲，暴力传递而致腕关节脱位。

【症状与诊断】

腕关节脱位可出现患处疼痛，有外伤史，关节周围肿胀，重者畸形，腕关节运动功能障碍。

【手法治疗】（步骤）

患者端坐，医者双手拇指置于腕部，余指握患者掌部，在拉、摇、抖的同时，即将脱位的诸骨复位。包扎固定3周，第2日用热醋或1号外用洗药熏洗患处，轻轻按摩，促使瘀血早日消散。

尺桡关节分离

前臂尺桡骨的连接，包括间断连接和不间断连接。不间断连接即前臂骨间膜的连接。骨间膜为连接尺骨和桡骨的骨间缘之间的坚韧纤维膜，它可加强两骨间的连接。间断连接是桡骨远端关节的连接。尺桡远端关节腔呈"〔"形，其纵行间隙，由尺骨下端的环状关节面和桡骨下端的尺骨切迹相对而成，关节囊较紧，关节腔亦较窄，其上有桡尺韧带加固，为车轴关节。横行间隙位于三角纤维软骨与尺骨头远端之间（三角形纤维软骨起于桡骨远端尺骨切迹与桡骨远侧关节面之间，附着于尺骨茎突的基底，与腕尺侧副韧带相连。桡尺远端关节的掌、背面关节囊韧带也附着于此软骨）。桡尺近端和远端关节共同活动，完成前臂的旋前和旋后活动（实际上尺骨不动，只是桡骨围绕尺骨活动）。

【病因病理】

桡尺关节分离伴韧带损伤较常见，以青壮年发病率最高。常有前臂急性过度旋转扭伤史，或是长期做前臂回旋活动工作，而致腕部慢性积累性损伤。

【症状与诊断】

前臂旋前或旋后活动受限、疼痛，偶有弹响，腕关节背屈下压疼痛加重，患手不能端举重物，腕无力。尺骨小头向掌侧或背侧移位，前臂远端变平、变宽。指压尺骨小头有浮动感或"沙沙"作响声。

【手法治疗】（步骤）

手法复位，以右手桡尺远端分离为例（环转归挤法）。

患者掌心向下，伸平患臂，医者右手拇指、食指二指分别捏住桡骨远端的背侧和掌侧，余三指扶持手掌桡侧鱼际部，左手食指半屈曲，以末节的桡侧顶住尺骨小头，拇指扶持尺骨小头的背面，嘱患者放松前臂。如尺骨小头向掌侧移位，医者用自己的两手腕关节活动带动患者腕关节顺时针做环转活动，同时右手固定桡骨下端，左手食指末节顶托尺骨小头，和拇指协同将尺骨小头向桡骨靠拢，有时可听到复位响声，或下压尺骨小头已无浮动感，说明桡尺关节远端已复位。如尺骨小头向背侧移位，则以逆时针方向做环转活动，在活动过程中，下压尺骨小头同时将尺骨小头向桡侧靠拢，复位后患者即感觉症状明显减轻。复位后包扎固定1周，陈旧性复位后包扎固定2～3周，同时外敷伤科药。

桡骨小头脱位

【病因病理】

4岁以下的幼儿，桡骨小头发育尚不完善，环状韧带松弛，极易在携拉手臂时，造成桡骨小头半脱位。

【症状与诊断】

幼儿哭闹，前臂不能旋后，肘关节不能自己屈曲，伤肢不能上举。前臂常处在旋前和半屈曲位。被动屈肘和指压桡骨小头部位，明显疼痛。

【手法治疗】（步骤）

患者屈肘，医者一手拇指压在桡骨小头上，另一手握住腕部，然后使前臂旋后，拇指稍用力按压桡骨小头并屈肘，听到或感到一声响即示复位（图5-14）。重者包扎固定2周后用1号外用洗药熏洗。

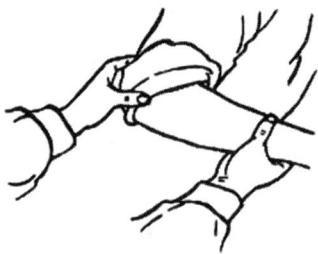

图 5 - 14 桡骨小头脱位复位法

拇指掌指关节脱位

【病因病理】

拇指掌侧关节囊两边有副韧带和籽骨附着，当受伤后，掌骨头从关节囊的中间线比较薄弱处的裂口脱出，被卡在破裂的关节囊壁与两侧副韧带之间，这些都会增加手法复位的困难。

拇指掌指关节脱位多见，患者多为青壮年，常见于打篮球，暴力背伸手指时，造成掌指关节背侧脱位。

【症状与诊断】

有外伤史，患指疼痛向上（背侧）呈屈曲畸形，关节活动受限或功能障碍。

【手法治疗】（步骤）

医者用拇指与食指捏住患者拇指呈过伸位，做持续牵引。另一手拇指压在患者拇指基底部，并推向远端，与掌骨头相对，然后屈曲拇指，复位即告成功。复位后包扎固定1~2周，口服活血止痛药。

胸锁关节脱位

胸锁关节由锁骨的内侧端和胸骨柄的锁骨切迹构成。周围有关节囊，囊内有关节盘。其运动近似球窝，关节能多方活动。

【病因病理】

有明显的外伤史，跌倒时以胸上部着地，或外力直接撞击于锁骨的胸骨端处或肩部，即可造成脱位。

【症状与诊断】

患者耸肩、含胸，两侧关节不对称，后脱位时可有呼吸困难或发绀等症状，局部少见红肿热，多有胀痛，语言稍弱，吞咽困难。后脱位可摸到胸锁关节下陷。前脱位时，锁骨近端向前上方突起，搬动伤侧肩部时，可摸到锁骨内端有异常活动。

【手法治疗】（步骤）

后脱位：患者端坐，医者站在患者背后，双手扳住患者的双肩，医者的一侧膝关节顶住患者的背部，在扳顶的同时将上肢后展，后脱位即可腾起复位。

前脱位：患者端坐位，医者站在患者的对面，嘱患肢向侧前方平伸的同时，医者一手握肘部，另一手掌按压在脱位处的锁骨内端，交错拉推，向前脱位的关节即可复位，临床症状随之缓解或消失。复位后屈肘悬吊于胸前 1 周。

肩锁关节脱位

肩锁关节，由锁骨外侧端和肩胛骨的肩峰构成，为微动关节，在肩胛骨喙突和锁骨之间有喙锁韧带加强。

【病因病理】

肩锁关节脱位多为患者跌倒时，上肢后伸，肩部着地所致。尤以骑摩托车和骑自行车的人急刹车，人由车上倒向侧前方，肩部着地时脱位多见。

【症状与诊断】

患者多耸肩，肩关节酸痛，锁骨外侧方突起，局部肿胀、压痛明显，肩关节功能受限，上肢不能上举。在肩锁关节处可摸到一横沟。指压锁骨外端时，可出现活动感。有些症状与肩周炎相似，有的患者被误认为肩周炎。

【手法治疗】（步骤）

手法复位，患者端坐，一助手双手环抱于患者腋下，固定患者的同时，医者一手握住肘部，用力向斜下牵拉顺势上托；另一手掌根部按压锁骨外侧端突起处，即可复位（在手法前先轻轻按摩肩部肌肉，使其组织放松）。重者由肩到肘环绕包扎固定 2~3 周，内服接骨药类。

髋关节脱位

髋关节由髋骨的髋臼与股骨头构成。髋臼缘附有关节盂缘，使髋关节囊厚而紧张，周围有韧带加强，其中最强大的是前方的髂股韧带，它有限制髋关节过伸的作用。耻骨、坐骨起始的耻骨囊韧带及坐骨囊韧带，都参加关节囊的纤维层，在关节腔内又有股骨头韧带连接股骨头及髋臼，所以髋关节属于杵臼关节，可做内收、外展、前屈、后伸及使大腿旋内旋外的运动。

【病因病理】

髋关节脱位多因间接暴力所致。当髋关节屈曲90°或处于内收内旋位时，股骨头只有一半在髋臼内，另一半仅为关节囊及髋臼横韧带所保护。在此位置上，如有强大的暴力使股骨向后方冲击，关节囊后部即可破裂，造成髋关节后脱位，有时可合并髋臼缘骨折及坐骨神经拉伤。

【症状与诊断】

有强大的间接暴力外伤史，局部肿胀、疼痛，髋关节弹性固定于屈曲、内收、内旋位，患肢呈缩短畸形，股骨大粗隆向上移位。

【手法治疗】（步骤）

手法复位一：以左髋关节后脱位为例。患者仰卧于治疗床上，一助手两手按压两侧髂嵴固定骨盆，医者左手握住患肢踝关节上部，右手置于伤肢小腿上段后侧。第一步，使伤肢髋膝关节屈曲、内收和内旋。第二步，沿伤肢大腿纵轴做牵引，然后强度屈曲膝关节。第三步，右手更换位置，改为扶住伤肢膝关节内侧，使髋关节外展外旋。第四步，将整个伤肢逐步伸直。此法操作时，伤肢移动方向类似"？"。左右侧"？"相反。

手法复位二：患者仰卧在治疗床上，以左髋关节脱位为例。医者站在患侧，左手握患肢膝关节下部使伤肢屈膝、屈髋至最大限度和内收的同时，右手握住伤肢大腿根部贴紧向外扳拉，此时握膝关节的手已转换推膝关节外侧为内收位。在右手也改放在髋关节外侧向健侧斜上方推的同时，左手顺势下拉伤肢。当伤肢被推拉的同时，手下有"咕咚"响声感，即已复位。此法也适用于陈旧性髋关节脱位者。

手法复位三（小儿髋关节脱位复位法）：患儿盘腿取坐位，医者站在患儿背后，双手扶按患儿肩背部，嘱患儿尽量向前弯腰；医者趁患儿弯腰的同时，顺势向前推压患儿的肩背部，使患儿上身过度前屈，髋臼后移，股骨头即可自动滑入臼内。此法复位简单易行，可避免髋关节部再度损伤，患儿痛苦小，适用于新伤后脱位。

髋关节复位后，瘀血肿胀严重者，可包扎固定2~3周，口服活血化瘀药物。

髌骨移位

膝关节由股骨下端及胫骨上端构成，上面覆盖髌骨，周围附着坚强的肌筋，一般不易脱臼。临床所接触的多是髌骨移位，其中向外上方移位多见，也可向内下方移位，由暴力引起者称为外伤性移位。多次损伤肌筋及治疗不当时，可变为习惯性移位。

【病因病理】

多因屈膝过猛所致，如跌打损伤等外力直接作用于髌骨内侧，将其推向外侧，若髌骨周围筋肉撕裂即能促使其移位。

【症状与诊断】

髌骨移位一般多向外上方脱出，膝关节常处于半屈曲位，行走困难。用手摸时，可触及髌骨移至股骨外侧髁上方，内侧筋强。关节囊破裂后，关节腔内有积血。

【手法治疗】（步骤）

手法复位，患者坐在或仰卧在治疗床上，医者一手置于移位髌骨外上方，一手握住足踝部，先使伤肢稍屈曲，随时拔伸伤腿，推髌骨之手乘机按推髌骨使其复位。向下移位时，医者可用手上推髌骨，同时屈曲一次膝关节，即可复位。

复位后，可用绷带包扎固定膝关节于伸直位。4~5天后可打开固定，用1号外用洗药熏洗患处，并适当按摩使其消肿。一般固定2~3周。肿胀消除以后，开始踝关节、髋关节主动运动，渐至膝关节练功。不要过早负重，应经常保持膝部温暖。可给予活血化瘀类药口服。

腓骨小头脱位

胫腓骨的连接，近侧部为胫腓关节，由腓骨头与胫骨构成，属微动关节。远侧部由胫骨与腓骨下端构成，是韧带连结。中间部两骨体之间由骨间膜相连。

【病因病理】

腓骨小头与胫骨构成关节，其中有腓侧副韧带与腓侧韧带固定。胫腓关节在一般情况下很少见脱位，有关方面的文献也没有腓骨小头脱位的记载。临床见到的多是直接暴力及人们在向前奔跑时突然弯腰屈膝，急剧向左（右）旋转，造成的腓骨小头向后侧方脱位。如前扑屈膝外展，向前侧方扑倒，力传到腓骨小头造成腓骨小头脱位。

【症状与诊断】

患者行走困难，多持拐走路，患侧膝部呈屈曲状。行走时脚不敢用力，腓骨小头部高起，局部肿痛，膝部活动受限。用大拇指按压腓骨小头浮动，腓骨小头靠胫骨侧凹增大，压痛明显。

【手法治疗】（步骤）

手法复位，患者端坐于椅子上。医者站在患者伤侧对面，用双小腿夹持患者小腿中段，在用牵引力的同时，双手掌环抱患者膝下部，顺时针摇旋，一手拇指置腓骨小头突起部。在双下肢夹持牵引，双手摇旋膝部的同时，如置于腓骨小头的拇指下有腓骨小头滑动，复位即告成功。复位后患者的症状可立刻消失，重者包扎固定1周，口服活血止痛药3日。

踝关节脱臼

踝关节由胫骨、腓骨下端与距骨构成，活动范围不广，因为构造较复杂，脱位后复位也较困难，因往往合并骨折，治疗时应多加注意。

【病因病理】

多数由高处坠跌时足部内翻及跖屈而造成踝关节脱位。双足同时着地则症状较轻，如是一侧先着地则症状较重。常因关节面挤压而并发骨折。

【症状与诊断】

受伤后足部肿胀、疼痛，不能运动。向外脱出，则足向内弯，外踝隆起。向内脱出，则足向外弯，内踝隆起。

【手法治疗】（步骤）

手法复位，患者坐在治疗床上，助手双手拉住小腿骨，医者一手拿其患肢足跟。另一手拿其足面，一拇指按压突出之骨。在与助手呈相反方向牵拉的同时，摇踝关节2~3遍。在摇、拉及拇指下压的情况下，即可复位

（图 5 - 15）。复位后要求与健侧关节宽窄相等，包扎固定 2 ~ 3 周。1 周后打开，1 号外用药熏洗。4 周后开始适当功能锻炼。

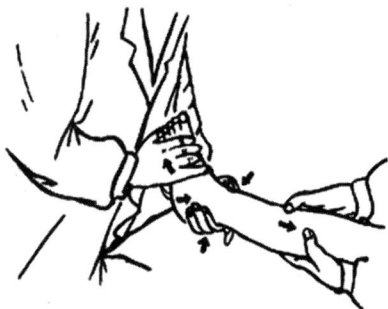

图 5 - 15　踝关节脱位复位法

第五跖骨脱位

第五跖骨基底部与骰骨连结。足跗部扭伤伴第五跖骨错位系常见病。

【病因病理】

第五跖骨脱位常常因行走时足踏坎坷不平的路及下台阶时扭伤所致，有的是与外踝部扭伤同时出现，系临床常见病。如不认真检查伤部，往往会因只治疗踝部筋伤而遗漏和延误了跖骨关节错位的诊断和治疗。

【症状与诊断】

第五跖骨脱位多因不慎扭伤所致，症状同踝部扭伤相同，局部明显肿胀、疼痛，皮下瘀血，跖骨基底高起、畸形，功能受限，不能行走。

【手法治疗】（步骤）

手法复位，患者端坐，医者坐于患者对面，助手拉住患者小腿。医者一手牵拉跖骨，使其足稍呈外翻位，同时另一手拇指置于突出部位，用力按压即可复位。复位后用绷带包扎固定 2 周。

趾关节脱位

【病因病理】

趾关节脱位的情形，大致与手指关节脱位相同，多向背侧脱位。多因外来暴力，如跌倒、踢撞等所致。

【症状与诊断】

脱位后可看到畸形，骨端突起，足趾缩短，局部肿胀疼痛，行动不便。

【手法治疗】（步骤）

患者取端坐位，将伤肢放在方凳上，医者坐患者对面，用一手拇、食指拿伤节之上下，拔伸突出之骨对捏，如听到响声及手指下有滑动感，即已复位。复位后检查其能否屈曲，隆起畸形是否消失。伤筋重者，可包扎固定 2 周。

第六节 骨折

骨折是指骨结构的连续性完全或部分断裂。多见于儿童及老年人，中青年人也时有发生。患者常为单发性骨折，少数为多发性骨折。经及时恰当处理，多数患者能恢复原来的功能，少数患者可遗留有不同程度的后遗症。

【病因】

发生骨折的主要原因主要有三种情况：

（1）直接暴力：暴力直接作用于骨骼某一部位而致该部骨折，骨折常伴不同程度筋伤。如车轮撞击小腿，于撞击处发生胫腓骨骨干骨折。

（2）间接暴力：间接暴力作用时通过纵向传导、杠杆作用或扭转作用使远处发生骨折，如从高处跌落足部着地时，躯干因重力关系急剧向前屈曲，胸腰脊柱交界处的椎体可发生压缩性或爆裂骨折。

（3）积累性劳损：长期、反复、轻微的直接或间接损伤，可致肢体某一特定部位的骨折，又称疲劳骨折，如远距离行走易致第二、三跖骨及腓骨下1/3骨干骨折。

【症状】

（1）全身症状

休克：对于多发性骨折、骨盆骨折、股骨骨折、脊柱骨折及严重的开放性骨折，患者常因广泛的筋伤、大量出血、剧烈疼痛或并发内脏损伤等而引起休克。

发热：骨折处有大量内出血，血肿吸收时体温略呈升高，但一般不超过38℃，开放性骨折体温升高时应考虑感染的可能。

（2）局部症状：骨折的局部表现包括骨折的特有体征和其他表现。

（3）骨折的特有体征

畸形：骨折端移位可使患肢外形发生改变，主要表现为缩短、成角、延长。

异常活动：正常情况下肢体不能活动的部位，骨折后出现不正常的活动。

骨擦音或骨擦感：骨折后两骨折端相互摩擦撞击，可产生骨擦音或骨擦感。

以上三种体征只要发现其中之一即可确诊，但未见此三种体征者也不能排除骨折的可能，如嵌插骨折、裂缝骨折。一般情况下不要为了诊断而检查上述体征，因为这样操作会加重损伤。

齿状突骨折

齿状突位于脊柱的高位，是颈部第二椎体向上的齿状突起，故名齿状突。齿状突根部较窄，其前面有关节面，与寰椎前弓后面的关节面相关连。两关节的周围，有环绕交织的韧带和其他软组织包绕。

【病因病理】

由于寰枢关节的结构与连结的特殊，在外来暴力的情况下，易造成骨折。如物体击中头顶部位和坠下头部着地、击撞等，均易造成骨折，重者损伤脊髓和神经，造成高位截瘫。

【症状与诊断】

齿状突骨折，一般轻度前移位或左右移位，有外伤史。骨折后，头部运动功能受限，局部疼痛，压痛明显，四肢麻木无力、酸胀痛，重者高位截瘫。霍夫曼征阳性，握力下降。椎体前移位时，头向前低。左或右偏移时，头侧歪，能触及隆起的部位。X 线正位开口片显示向左或向右偏移，齿突两间隙不等。侧位 X 线片显示明显错位。

【手法治疗】（步骤）

患者取坐位，医者站在患者背后。当骨折后，齿状突前移位伴寰枢关节脱位时，医者一手拇指置于枢椎棘突部位，另一手置于下巴部位，在助手向上牵引头部的同时，医者两手呈相对方向推扳（图 5-16），即可复位。用力不要过猛，视伤情而施法。不要急于求成，以免造成不良后果。复位后用颈托固定（图 5-17），1 周后复诊，4 周骨折部位即能稳定，6 周后视愈合情况，增加适当头部功能锻炼。手法复位后，可口服接骨类药物。

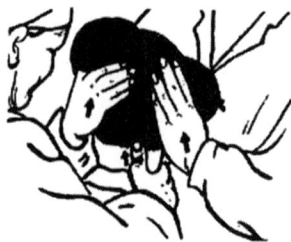

图 5-16　齿状突骨折复位法　　　图 5-17　齿状突骨折复位后固定

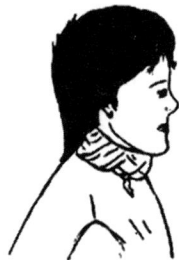

下颌骨骨折

下颌骨在人体骨骼结构上只有一块，位于面部的前下部，居上颌骨的下方，呈马蹄铁形，其牙槽缘有容纳下颌牙根的牙槽。下颌支为下体后端两侧向上伸出的长方形骨板，其上缘有两个突起，前为肌突，后为关节突，关节突末端膨大又称下颌小头。下颌支内面中央有一小孔，称下颌孔，由此通入下颌管，此管贯穿，开口于颏孔，管内有分布于下颌牙的神经和血管通过。下颌体和下颌支会合处形成下颌角，角的外面有一粗糙面，称为咬肌粗隆。

【病因病理】

下颌骨骨折，多由于外界暴力所致。如物体的直接撞击，向前仆倒下颌着地，或坠下时下颌部碰于物体上等均易造成下颌骨骨折。

【症状与诊断】

有外伤史，下颌骨骨折后，呈张口状态不能合拢，说话不清，口流血水，嘴唇瘀血、肿胀疼痛，骨折部位牙齿高低不平。触诊时有骨擦感。X线片显示骨折处明显。

【手法治疗】（步骤）

患者坐在椅上，助手稳定其头部，医者站在患者对面，一手拿住下颌体的两侧，徐徐向前牵引，另一手摸准错位方向，左、右或上、下或压或端，左、右推顶，即可复位（图5－18），但手法要轻。复位后牙齿即对齐，隆起复平，用四头带包扎固定（图5－19A、图5－19B）。4周内吃流食，口服接骨药物。前两周3天复诊1次，以后根据愈合情况决定复诊时间。

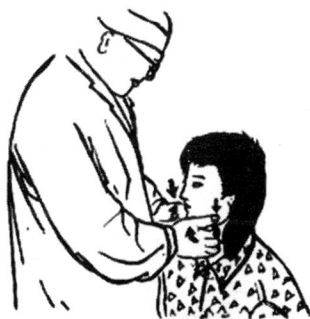

图5－18　下颌骨骨折复位法

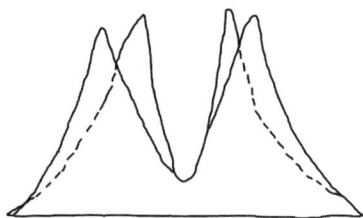

A. 四头固定带

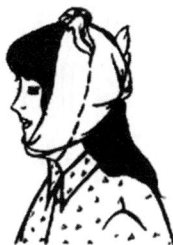

B. 复位后固定

图5－19　下颌骨骨折复位后固定

锁骨骨折

锁骨位于上肢带骨的连接系，近端和胸骨连接，远端和肩胛骨肩峰的关节面相连，其主要功能是进行协同在矢状轴上的上下运动和在垂直轴上的前后运动，但必须与肩部的运动同时进行。由于锁骨两端的连接也起到两肩的平衡作用，所以一旦锁骨骨折，极易造成肩部下垂、疼痛和功能障碍。

【病因病理】

锁骨骨折多因外伤而致，如骑自行车摔倒及由高处坠下，肩上部着地，或物体直接撞击，均易造成锁骨骨折。

【症状与诊断】

锁骨骨折后，局部肿胀、隆起、疼痛，能触摸到骨折错位处的棱脊及骨擦感。患者表现为低头含胸，健手托持伤肢及功能障碍等一系列症状。X线显示有明显的骨折线或错位。

【手法治疗】（步骤）

患者端坐在方凳上，医者站在患者背后，一手把住患者的患侧腋部向上后外方托扳的同时，另一手拇、食指二指上下拿住锁骨骨折处进行对位，两手必须协同工作（图 5 - 20）。对位后，用锁骨固定带或用后"8"字绷带和肩跨"8"字绷带固定（图 5 - 21）。在固定绷带前，剪一半月形纸板垫在骨折处，以稳定对位后的骨折部位。半月形厚纸板剪好后，包一层药棉，外用绷带缠好后再用，以免纸板损伤皮肤。

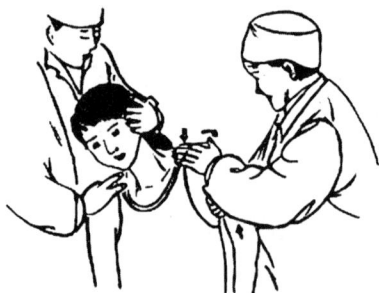

图 5 - 20　锁骨骨折复位法　　　　图 5 - 21　锁骨固定带固定

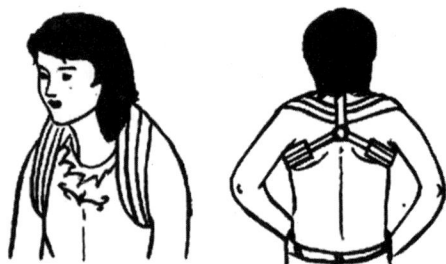

脊柱压缩性骨折

脊柱俗称脊背骨，其中颈椎骨7块，胸椎骨12块，腰椎骨5块，骶椎骨5块（至成年5块骶椎融合成1块骶骨，结构厚而坚固，不易骨折），尾椎骨3~5块（至成年融合成1块尾骨）。因此椎骨的总块数成人为26块。以第2颈椎向下至第1骶椎的各椎之间均有1个椎间盘，椎骨有椎板、椎体组成的供脊髓通过的椎管和周围神经的椎间孔。由于脊髓和神经根密集于此，所以椎骨骨折后易造成脊髓、神经根损伤而导致截瘫。

【病因病理】

脊柱骨折多因外界的暴力撞击，和从高处坠下双足着地，由于力的传导作用，而导致颈、胸、腰椎的破坏。脊柱的破坏量，一般在2米以上跳下时才可致伤椎骨。当从高处站立坠下向前弯腰时，多易破坏椎体，而跟骨不易被破坏；但当力点从跟骨部沿纵轴向上传导时，跟骨易被破坏。臀部先着地时易伴尾骨骨折，臀部一侧着地时则易伴骶髂关节损伤和错位。

【症状与诊断】

脊柱压缩性骨折后，一般局部肿痛，压痛明显，功能障碍，严重者伴有向后移位、后凸畸形等。当脊髓横断，神经损伤严重时，即能造成截瘫，大小便失禁，功能丧失。骨折后压迫脊髓、神经根时，也能造成肢体功能障碍，损伤的部位越高，影响的功能部位越大。如颈椎骨折造成的截瘫，影响四肢功能；胸腰椎骨折，造成的截瘫，影响损伤水平面以下的功能等。椎骨压缩性骨折造成截瘫的患者，久之肌萎缩，有的肌痉挛，有的肌松弛，有的足下垂或出现爪形掌等，应仔细观察。

【手法治疗】（步骤）

椎体压缩性骨折，伴后凸畸形者，应尽早手法复位治疗（图5-22）。颈椎复位手法：根据损伤轻重的程度，选用坐位或者是俯卧位，用手法牵引，拉开损伤部位挛缩紧张的组织和骨质破坏处的重叠关节。在牵拉的同时，医者在骨折错位处采用俯卧拔伸推按法进行手法复位，能用轻度手法复位时，不用重手法，操作一定要轻柔仔细。复位后应包扎固定，卧床休息。

包扎固定需根据人体的胖瘦用固定带，或用宽纱布围腰绕2圈后打结（图5-23）。

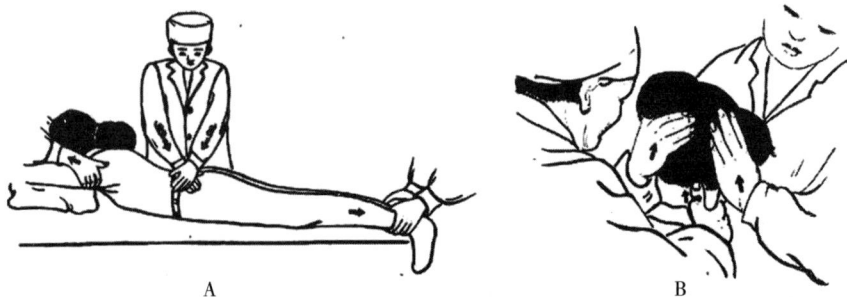

图 5-22　椎体骨折治疗手法

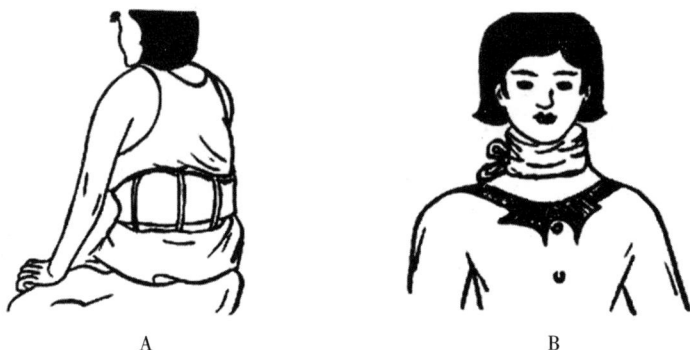

图 5-23　椎体骨折复位后固定

附：简易固定带制作方法

先将纱布剪好，再用 2mm 厚的纸板剪成长 40mm、宽 120 mm 或 150mm 的 4 块，重叠后用一层药棉包裹纸板，沿脊柱的纵轴方向，包入宽纱布中，再包扎固定。用药棉包的纸板应放在脊柱的骨折处。初期给予活血化瘀药，中期再用接骨药。

【观察护理】

严重的骨折，应注意护理，随时观察患者的病情有无变化，如有异常应及时处理。一般骨折，初期每日复查 2 次病情的变化和包扎松紧程度，以矫正体位的变化或不适感等；中期每天 1 次复诊，或 2 天 1 次复诊；后期（一个半月后），应扶患者下床适当进行功能锻炼，功能锻炼时间应根据患者骨质再生能力的强弱而定，不可强行锻炼。

肋骨骨折

肋骨是人体躯干的一个重要组成部分，起着保护体内重要器官的作用。肋骨共12对，由肋骨与肋软骨构成。肋骨为细而长，呈方形弯曲的扁骨，分为前端、后端及肋骨体三部分。肋骨的前端接肋软骨，其中第1~7肋软骨与胸骨侧缘的肋骨切迹相接，第8~10肋软骨依次附着于上位肋骨，形成肋弓。肋弓在腹部内脏触诊时可作为标志。第11、12肋软骨完全游离于腹壁肌层中，通常把第11、12肋称为浮肋。

肋骨体扁而薄，一般可分为内外两面和上下两缘。在内面近下缘处有一浅沟，称为肋沟，肋间血管和神经沿此沟通过。在肋结节后外侧，肋骨急剧地转向前下，形成肋角。后端各肋骨小头有关节面，其关节面分为上大下小两部分，分别与相邻两个胸椎体的上、下肋凹相关连。肋骨小头的后侧有肋结节，结节上也有关节面，与胸椎横突肋凹相关连。

第1肋骨比较特殊，宽而短。肋骨体分为上下两面和内外两缘。肋骨体上面近内缘处有一结节，称为斜角肌结节。

【病因病理】

肋骨骨折多因外伤而致。如物体的撞击或由高处坠下致伤等。

【症状与诊断】

前胸肋骨骨折后，局部肿痛，压痛明显。重者胸肋部有下陷或隆起的变异现象，触诊有骨擦感，呼吸时疼痛，咳嗽时剧痛，喜两手轻压伤部，走路迟缓，转身困难，甚者卧床不起。

后胸肋骨骨折时，喜两手叉腰缓行，或侧卧位。触诊时有骨擦感，骨折错位部有明显的突起或下陷。X线片可见明显骨折线。

【手法治疗】（步骤）

根据损伤部位的不同可选用不同的治疗手法。以前侧部肋骨骨折为例：患者端坐在方凳上，医者站在患者侧后方，嘱患者将患侧的上肢举起后扳住颈部的同时，医者一手掌推骨折下方的部位，另一手掌在骨折斜上方上提，两手对抗牵拉，尽量达到顺肋骨生理走行方向缓缓施法。此法能使下陷者复起，手掌轻轻下压可使突起者复平（图5-24）。

骨折复位后，可在宽纱布内包上一条约10cm宽、40cm长、2mm厚的纸板包扎在骨折部位（图5-25）。纸板的大小可根据损伤部位的大小而

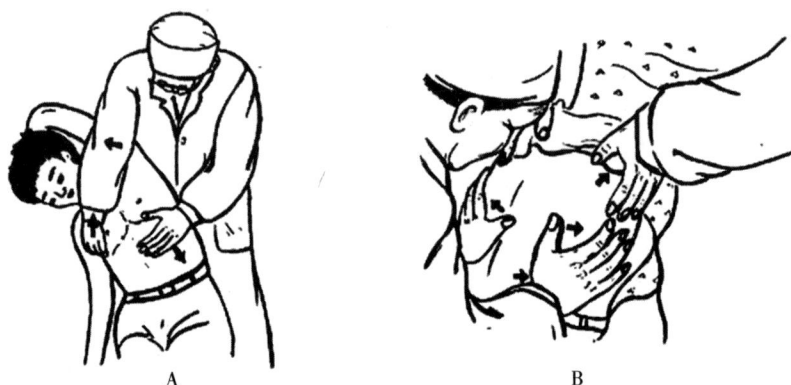

图 5-24 肋骨骨折治疗手法

定。同时口服接骨药。

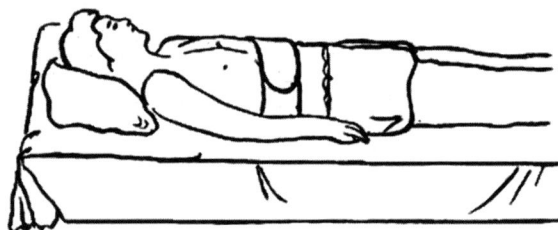

图 5-25 肋骨骨折后固定

肱骨外科颈骨折

肱骨是游离上肢骨的一个组成部分，在肱骨大、小结节之间有一纵沟，称为结节间沟。肱骨头与大、小结节直下方较细的部分，称为外科颈，是骨折好发的部位。

【病因病理】

肱骨外科颈骨折多因外伤性而致。由于人体的重心不稳，跌仆、撞击、挤压等外伤均可造成肱骨外科颈骨折。

【症状与诊断】

外科颈骨折后，一般局部瘀血肿胀、疼痛，上肢功能障碍，

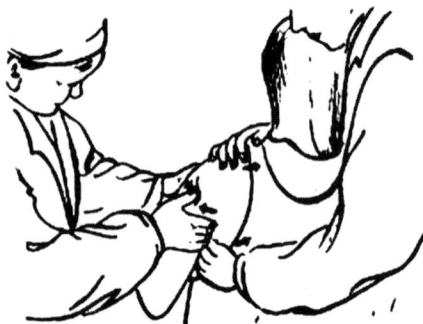

图 5-26 肱骨外科颈骨折治疗手法

稍触动上肢即感剧痛。健手喜托持伤肢，含胸走路。肿胀不重者，可见骨折处下陷，触诊有骨擦感。本病应注意与肩关节脱位相鉴别，在未确诊前，禁止活动上肢和做上肢抬举、旋转的动作。

【手法治疗】（步骤）

患者坐在方凳上，助手二人，一助手用纱布带（约1m长）从患肢腋下穿出，适当用力向上牵拉，另一助手向下牵拉前臂，两助手徐徐对抗牵拉。此时医者双手拿住骨折部位，外展型，在双手拇指轻轻推压的同时，余四指将远端骨折向外挤压，双拇指和余四指呈对抗性挤压，即可复位。此手法要在牵拉骨折重叠移位解除后进行，手法不宜过重。内收型与外展型遵其手法即可（图5－26）。

骨折对位后，用超关节夹板固定。固定后，将患肢前臂悬吊在胸前即可（图5－27）。如瘀血肿胀重者，一般1周内复查为宜。

肱骨干骨折

肱骨干位于人体游离上肢骨的下段，约占上肢骨的2/5，上端膨大，有半球形的关节面，称为肱骨头，偏向后内侧，与肩胛骨的关节盂相关节。下端前后略扁平，末端有两个关节面，内侧的称为肱骨滑车，与尺骨形成关节；外侧的称为肱骨小头，与桡骨形成关节。肱骨体上部略呈圆柱形，下部呈三棱柱形。在肱骨体外侧面的中部，有一粗糙隆

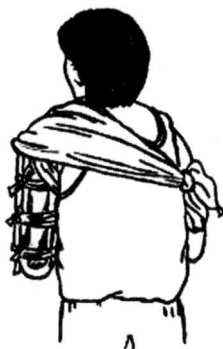

图5－27　肱骨外科
颈骨折固定

起，称为三角肌粗隆，是三角肌的附着处。在三角肌粗隆的后下方，有一条由内后上方行向外前下方略呈螺旋形的浅沟，称为桡神经沟，有桡神经和肱深动脉通过。由于肱骨干的骨折常可伤及此神经和血管，因此在手法整复此种骨折时要慎重。

【病因病理】

肱骨干骨折是一种常见病、多发病，由于生理上的特点，多因外伤而致。如外界力的冲击，跌、仆、打伤，战士扔手榴弹等，均易致伤肱骨干。

【症状与诊断】

肱骨干骨折后，一般有瘀血肿胀、疼痛，伤肢功能障碍，畸形，健肢

喜托拿伤肢，含胸走路。触诊压痛明显，有骨擦感，骨折处如关节样活动。

【手法治疗】（步骤）

患者取坐位，一助手双手握住伤肢上部，另一助手牵拉伤肢下部，拉至骨折线呈水平线时，医生双手稳住骨折部位，双拇指在突出的一方向相反方向挤压，同时左右两侧的手指适当稳定骨折线部位，便可顺利复位（图5-28）。复位后能触及突起复平，陷者复起。然后用准备好的夹板、固定垫等，进行包扎固定，将伤肢前臂悬吊胸前（图5-29）。一般症状无变化时在1周内复查。口服活血化瘀药10日，10日后给予接骨续筋药，连服3周。6周后根据骨痂愈合情况，适当进行功能锻炼，热敷或用1号外用洗药熏洗。去夹板时间一般在1个半月至2个月，也可根据功能恢复情况而定。

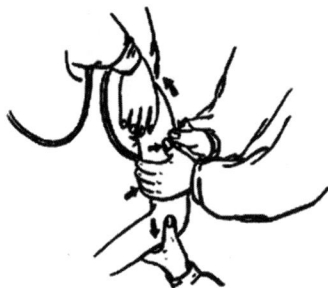

图5-28　肱骨干骨折治疗手法　　　图5-29　肱骨干骨折固定

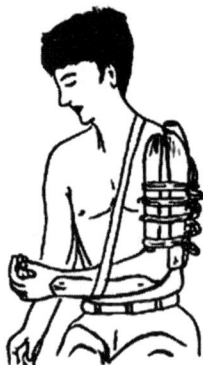

注意事项：骨折后禁止将伤肢随意旋转或做无准备的抬举等动作。在没有弄清楚骨折类型时，禁用反折手法进行复位，以免造成不必要的损伤。

肱骨髁上骨折

在肱骨下端的内、外两侧，各有一个突起，内侧的称为内上髁，外侧的称为外上髁，皆为肌腱的附着处。内髁的后面有浅沟，称尺神经沟，有尺神经通过。内上髁骨折或肘关节脱位时，有可能伤及尺神经。髁上及内、外髁处骨折，以小儿多见。

【病因病理】

髁上骨折，多因外伤而致，尤以小儿仆跌摔伤多见。

【症状与诊断】

肱骨髁上骨折后，肱骨远端后侧多有下陷畸形，肘关节伸屈功能障碍，肘部瘀血、肿胀，压痛明显，触之有骨擦感，健侧手好托拿伤肢前臂。错位者畸形，未移位者肿胀、疼痛。

【手法治疗】（步骤）

患者取端坐位，一助手站在患者背后，双手握住伤肢肱骨上部做牵引，医者在嘱患者屈肘的同时，双手握住骨折处顺势下拉，在与助手呈对抗性牵引的同时，用拇指将突起错位的远近端挤压复平（图5-30）。此时肘关节不要伸直，取备好的夹板和固定垫进行包扎固定，悬吊于胸前，注意包扎松紧度要适宜（图5-31）。每周复诊1次。

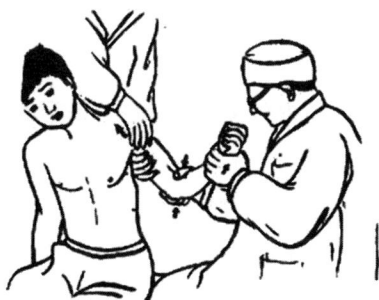

图5-30 肱骨髁上骨折治疗手法　　　图5-31 肱骨髁上骨折固定

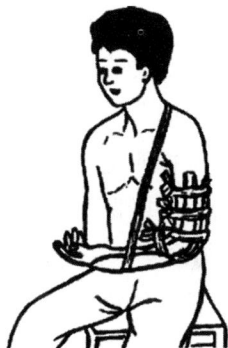

先用活血化瘀药1周，后用接骨续筋药3周，根据骨痂的生成情况，决定每天用1号外用洗药熏洗或热敷。4周复诊时根据情况医者可做1次伸屈法，以此类推，以免后期功能锻炼困难。

一般6周可去夹板，增加功能锻炼。

肱骨内、外髁骨折，可屈肘将移位的骨折整复后加垫，用绷带包扎固定，将伤肢悬吊胸前，每周复诊1次。一个半月骨痂形成后再进行功能锻炼。

鹰嘴骨骨折，将上肢伸直，不能屈肘，手法对位后包扎固定。每周复查1次。一个半月后待骨痂形成后增加功能锻炼。以上骨折整复后，均可配合口服活血止痛化瘀药。

前臂双骨折伴桡骨头错位

前臂的外侧是桡骨，内侧是尺骨。桡骨上端细小，有短圆柱形的桡骨小头，小头的上面有桡骨小头凹，与肱骨的肱骨小头相关节。小头的周缘有环状关节面。小头下方较细的部分，称桡骨颈，颈的下内侧有一较明显的隆起，称为桡骨粗隆，为肌腱的附着处。桡骨体呈三棱柱形。

桡骨下端比上端粗大，其外侧有一向下方的锥状突起，称为茎突，为骨性标志。在下端的内侧有一半圆形的关节面，称为尺骨切迹，与尺骨小头相关节。下面有凹而光滑的关节面，称为腕关节面，与腕骨相关节。

尺骨上端粗大，有两个突起，前下方的称冠突，后下方的称鹰嘴。两个突起间的半月形凹陷，称半月切迹，与肱骨滑车相关节。切迹中部狭窄，鹰嘴骨折常发生于此，切迹的外侧有凹陷的关节面，称桡骨切迹，与桡骨小头的环状关节面相关节。尺骨体呈三棱圆柱形。

【病因病理】

前臂双骨折伴桡骨小头错位，多因于外界的暴力所致，如高处坠下，前扑及冲击力的撞擦等。

【症状与诊断】

前臂双骨折伴错位时，前臂多有严重的瘀血、肿胀、畸形、疼痛，多处骨擦音，功能障碍等，患者健侧手托拿伤肢含胸慢步行走，稍动伤肢则剧痛。触诊时，断端有似关节样活动感，伴有骨擦感。肘关节呈半屈曲状态，不能伸屈，肘外侧较正常的明显突出。骨折错位后，骨间隙有明显改变。

【手法治疗】（步骤）

患者取坐位，两助手分别握患肢两端牵拉，医者用双手握住肘关节处，轻轻外展肘部，同时用拇指挤压突起的桡骨头，即可复位。桡骨头复位后，医者双手再握住骨折部位，但尺、桡骨断端两侧不能加力，以防骨间隙改变。此时，两助手将前臂牵拉成掌心向上位，医者双手拇指在上，余指在下，医者拇指轻轻下压，待骨折线对位后，在下余指慢慢向上提起即可复位。在做此法时，双拇指要注意分骨（图5-32），以保持骨间隙。如不是相等位的前臂双骨折，尺骨骨折线靠上，桡骨骨折线靠下时，也可先接尺骨，然后再接桡骨。这两种接法，一般都是将桡骨头复位稳固后，再进行接骨的。

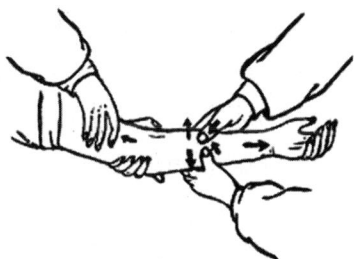

图 5 - 32　前臂双骨折治疗手法　　　　图 5 - 33　前臂双骨折固定

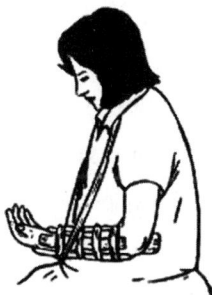

　　在复位后，用备好的夹板进行包扎固定。固定时屈肘，先将肘关节用绷带包扎，再用夹板固定。固定时，在骨间隙的上下面要加圆柱形的分骨垫，以防骨间隙改变。包扎固定松紧要适宜，然后将伤肢悬吊在胸前（图5 - 33）。每周复诊1次。如对位良好，不要随便将夹板打开检查，但可随时注意包扎的松紧程度和体位的变化。10 日内口服活血化瘀药，2 周后再考虑使用接骨续筋药。功能锻炼时间，可根据骨痂的再生情况而定，一般在一个半月后才可进行功能锻炼。在功能锻炼期，可用 1 号外用洗药熏洗辅助治疗。

桡骨远端骨折

【病因病理】

　　桡骨远端骨折是一种常见病、多发病，易发于 40 岁以上的人，冬季多见，多因道路滑，身体前扑、后仰、侧倒手掌根部着地所致。

　　此种骨折，我们称其为三力骨折，主要发生于骨松质部位，由于年龄的增长，骨质的老化，再加上三种力（人体本身重量的压力、身体倾倒时体重的惯力、身体倾倒着地后体位变化造成的扭旋力）的破坏，因而比较多见。

【症状与诊断】

　　桡骨远端骨折后，局部瘀血肿胀、疼痛，明显畸形，功能障碍，触诊有骨擦感，患者喜欢屈肘和用健侧手托拿伤肢。身体虚弱者，面色苍白，心率过速，恶心等。

【手法治疗】（步骤）

患者取坐位，医者一手握住伤肢的拇指与患者呈对抗性的牵拉，同时另一手指于患肢两侧，将突起的部位推压复平，如远端向桡侧移位时，推压点可放在突起部位，即可复位（图 5 - 34）。

复位后，用准备好的夹板包扎固定，将伤肢悬吊于胸前（图 5 - 35）。

2 周内口服活血化瘀药，从第 3 周起，连服 4 周使用接骨续筋药。6 周后可适当进行功能锻炼。

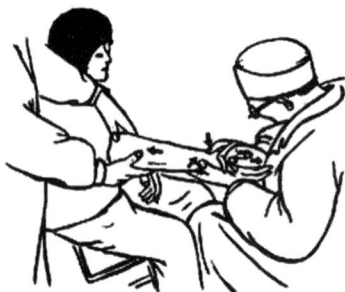

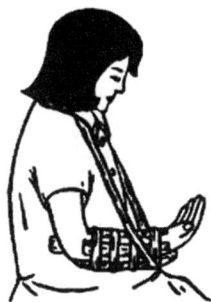

图 5 - 34　桡骨远端骨折治疗手法　　　　图 5 - 35　桡骨远端骨折固定

腕舟状骨骨折

舟状骨是腕骨之一，位于腕骨的桡侧位，与近邻桡骨端的关节面相关节，又与月骨及大、小多角骨和头状骨关节面相关节，其关节周围均有韧带相连。腕关节可绕额状轴做屈、伸动作，也可绕矢状轴做外展、内收和环转运动。

【病因病理】

舟状骨骨折多因身体倾倒时掌根部桡侧面着地所致，也可因其他外伤所致。

【症状与诊断】

舟状骨骨折后多不移位，局部有明显肿胀、疼痛，压痛明显，腕部活动时疼痛加重。骨折类型多是横断，分中端、近端1/3 处和远端1/3 处骨折，X 线片有明显的横断骨折线，多不见移位。

【手法治疗】（步骤）

舟状骨骨折后如无移位，初期一般不进行手法治疗，但要进行包扎固定，并口服接骨续筋药。成年人包扎固定时间，一般要在 6 周以后，才能适当进行功能锻炼。连续服药也要一个半月。如不重视，可出现腕部长期疼痛和腕部无力等症状。所以即便是轻度移位，也要尽量对位后再包扎固定，夹板固定在拇指外展位。

指骨骨折

【症状与诊断】
指骨骨折后，临床表现主要是瘀血、肿胀、疼痛、畸形，功能障碍等。

【手法治疗】（步骤）
医者的拇、食指二指放在骨折指骨的两侧或是上、下面，视骨折移位的情况而定。骨折部位如有重叠现象，医者可用拇、食指二指牵拉，至骨折线平行的同时对位。

骨折对位后，要制作小夹板包扎固定（图 5-36），口服接骨续筋药。一般固定 4 周以后，根据骨痂生成的情况再适当进行骨折两端关节的功能锻炼。因为此类小骨干骨折，离骨干两端关节较近，长时期的夹板固定，易造成功能锻炼的困难。因此，4~6 周期间，医者对伤肢的邻近关节要进行伸屈手法的治疗。在进行伸屈手法治疗时，一定要稳定住骨折部位后再进行，并要由轻到重，不可强行蛮力。

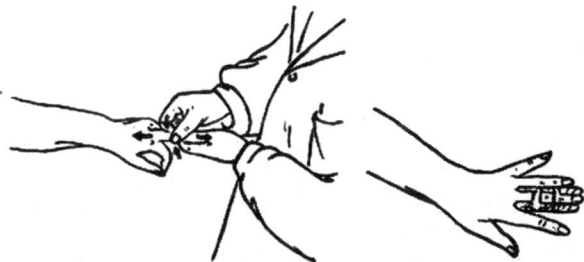

图 5-36　指骨骨折固定

股骨颈骨折

股骨颈位于股骨的上端，即股骨头和股骨粗隆大结节之间较细的部分。

【病因病理】

股骨颈骨折多发生在 50 岁以上的人群。因老年人骨的有机质减少，无机质增加，弹性和韧性相应减弱而脆性增加，故较易发生骨折，此为内因。年老行动不便，走路向两侧倾倒，或倾倒时上身的压、砸而致骨折，此为外因。在两者不利因素的作用下，此类骨折多发生在老年人。

【症状与诊断】

股骨颈骨折后，一般局部瘀血、肿胀、疼痛，功能障碍，伤肢不能屈伸而呈半屈曲状态，稍触动则伤肢剧痛。触诊时有骨擦感，纵轴击打足跟部时，伤部疼痛。错位时，局部有畸形。骨折后向上移位时，伤肢缩短；向下移位时，伤肢增长。X 线片可见明显骨折部位。

【手法治疗】（步骤）

患者仰卧（以向上移位为例），一助手双手抓住患者双腋向上牵拉，同时另一助手用双手握住患者伤肢踝上部向下牵拉，为避免骨折线的摩擦，医者可顺势用一手扒住股内侧最上部向外扳拉，然后用另一手掌放在股骨粗隆部向内推压，以稳定骨折线（图 5 - 37）。对位后，两腿长短即相等。再用 2 米医用纱布在大腿根部交叉进行包扎，稳定足及下肢于功能位（图 5 - 38）。必要时加牵引架，口服接骨续筋药。3 天复诊 1 次，6 周后每周复诊 1 次。2 ~ 3 个月内根据骨痂再生情况，可考虑功能锻炼。

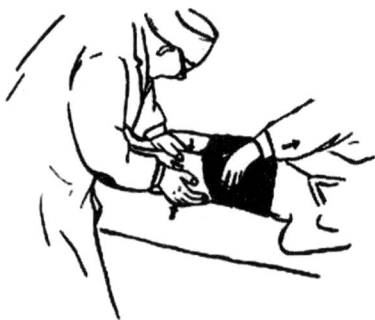

图 5 - 37　股骨颈骨折治疗手法　　　　图 5 - 38　股骨颈骨折固定

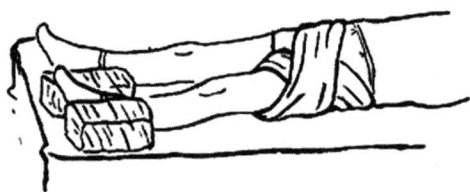

包扎固定后，仰卧 8 周，不可坐起，利用活动便床接大小便。2 个半月至 3 个月时，可考虑半卧位，再视骨痂的形成情况，决定是否坐位用饭。注意经常观察伤肢体位的变化，以及练功等情况，再视骨痂的愈合情况增加锻炼项目。如嘱患者屈膝，医者用手掌握住患肢足跟部，患者用力向下蹬医者的手，如蹬力很大，伤肢又能伸屈自如时，则可考虑持双拐下床适当步行锻炼。再根据功能的恢复情况和症状的消失情况及患者行走的稳定性，决定用单拐还是徒手锻炼等。

股骨颈骨折和粗隆间骨折，如均未见移位现象，除手法治疗外，可照以上办法治疗和护理。对此类骨折，只能拍照正位像，以防骨折处由于拍X线片而错位，给治疗造成不利。

股骨干骨折

【病因病理】

股骨干骨折，以外伤性多见，如重物的撞击、由高处坠下摔伤等。

【症状与诊断】

股骨干骨折后，一般局部瘀血、肿胀、疼痛、畸形，功能障碍等。触诊时，伤处压痛明显，有骨擦感，似关节样活动，高低不平等。X线片有助诊断。

【手法治疗】（步骤）

患者仰卧，一助手双手握住踝部向下牵拉，另一助手稳定伤肢，呈对抗性的牵拉。同时医者双手握住骨折线部位进行对位（图5-39）。如重叠过多，患者肌肉丰满，肌力增强时，应在两助手牵拉的同时，医者用一手掌根部放在骨折线部位，从股内侧向股外侧用力推至骨折处对位。

骨折对位后，用准备好的夹板包扎固定。股外侧所用的夹板长度要超髋超膝；股内侧夹板要上至大腿根部，下过膝；股上、下面夹板长度，上至大腿根部，下过膝。最后用长纱布带稳定在腿的两侧（图5-40）。卧床治疗8周。

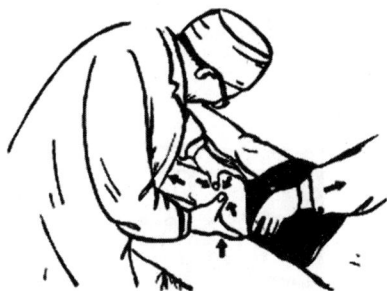

图5-39　股骨干骨折治疗手法　　　图5-40　股骨干骨折固定

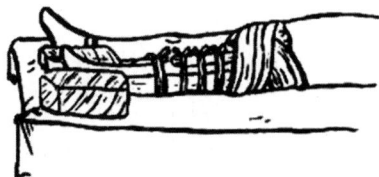

初期，随时观察患者体位的变化，矫正夹缚的松紧度。3 天复诊 1 次，4 周后更换夹板用的缓冲棉。6 周后，将超膝关节夹板改短，按摩膝关节和其他瘀血部位。2 个半月后可适当进行屈膝、屈髋功能锻炼。根据骨痂形成情况，尽量 3 个月后再下床持拐锻炼。

髌骨骨折

髌骨为人体最大的籽骨，位于股四头肌中，略呈扁平三角形，底朝上，尖向下，其前面粗隆而隆凸；后面有光滑的关节面，与股骨下端的髌面相关节。

【病因病理】

由于髌骨的位置浅表，可因外力的打击而发生粉碎性骨折，也可因股四头肌的猛烈收缩而发生横断骨折，更因有跑步跪下膝部着地而致髌骨骨折的。

【症状与诊断】

髌骨骨折后，局部瘀血、肿胀、疼痛，伤处压痛明显。横断骨折触之局部有沟槽或有骨擦感，膝关节不能伸屈，功能障碍，直腿勉强能走，但不能持久。

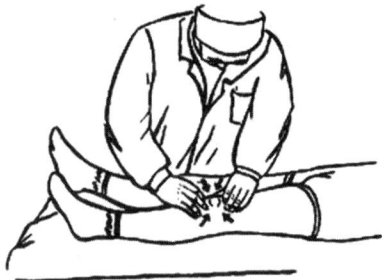

图 5-41　髌骨骨折治疗手法

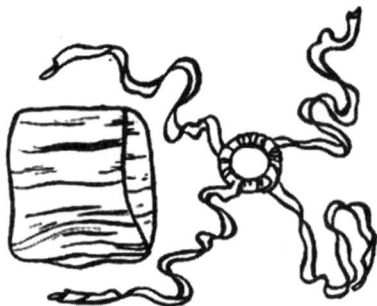

图 5-42　固定材料

【手法治疗】（步骤）

患者伸腿平坐于治疗床上，医者用双手拇、食指二指置于髌骨的上、下部位的同时，一手从上向下，另一手从下向上沿肢体的纵轴对接（图 5-41）。对位后用备好的固定圈（图 5-42）或固定夹具进

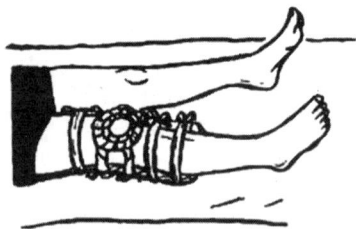

图 5-43　固定

行包扎（图 5 - 43）。直腿包扎后，不要屈膝，以防骨折部移位。口服接骨续筋药。初期 3 天复诊 1 次。2 周后 1 周复诊 1 次。6 周后 2 周复诊 1 次。2 个月后去夹缚，增加功能锻炼，用 1 号外用洗药熏洗，每日 2 次，以助功能恢复。

胫腓骨骨折

胫骨位于小腿的内侧，是小腿负重的主要骨干，故较粗壮，可分为一体及两端。上端膨大，向两侧突出，形成内、外侧髁。两髁上面有关节面，与股骨相连。在外侧髁的后下有关节面，与腓骨小头相关节，两髁关节面之隆起，称髁间隆起。在胫骨上端与胫骨体移行处的前面，有一三角形的胫骨粗隆。胫骨体呈三棱柱形，前缘明显，称为前嵴。胫骨内侧面光滑，无肌肉覆盖，直接位于皮下。胫骨体的中、下 1/3 交界处较细，为骨折好发部位。胫骨下端，内侧面凸隆向下的突起，称为内踝，外侧面的称为外踝。外侧面有一三角形切迹，与腓骨相连接。下端的下面，有一略呈四方形的关节面，与距骨相关节。

腓骨位于小腿外侧，细而长，不直接负重，主要功能是扩大肌腱的附着面并加强胫骨的作用，可分为一体及两端。腓骨上端略膨大，称腓骨小头，其内侧有向前上内侧的关节面，与胫骨外侧髁后下方的关节面相关节。小头下方变细，称为腓骨颈。腓骨小头浅居皮下，为重要的骨性标志。

【病因病理】

胫骨骨折多由外伤而致，是一种多发病、常见病。如物体的撞击、由高处摔下、旋扭过猛等，均易造成骨折。极少数地区，由于饮用地下水，含氟量过高的因素，也可见少年好发骨折，但少见。

【症状与诊断】

骨折后，一般局部瘀血、肿胀、疼痛，压痛明显，畸形，运动功能障碍。触诊有骨擦感及高低不平的感觉。

【手法治疗】（步骤）

患者平坐在治疗床上，如有骨折伴错位时，一助手用双手稳定住患者的大腿，另一助手握住患肢足部，两助手对抗性牵拉，医者用双手握住伤肢，同时用拇指在突出点轻压复位（图 5 - 44）。螺旋形骨折伴错位时治疗，一般助手在向下牵拉的同时，将旋转畸形的伤肢，缓慢回旋至功能位，医者在助手牵拉回旋的同时用握住骨折处的拇指在突起处下压复平，即对位。手法对位以保胫骨为主，兼治腓骨。口服接骨续筋药。

对位后用夹板固定（图5-45）。随时观察体位的变化和扎缚的松紧。2周后，可改为3天复诊1次并增加膝、踝关节的按摩。6周后，可用1号外用洗药熏洗伤肢。8周后，可下床持拐功能锻炼，此期同时也是考虑去夹板的时期。

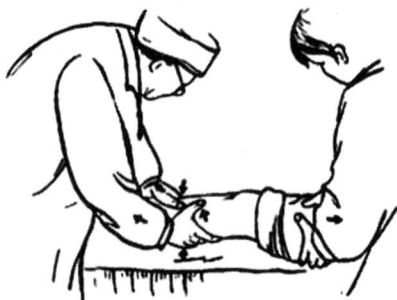

图5-44 胫腓骨骨折治疗手法　　　　图5-45 胫腓骨骨折包扎固定

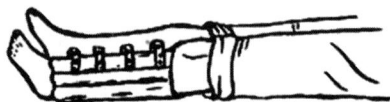

双踝骨折伴错位

双踝，即内、外踝，是胫、腓的最下端的向下突起的部分。胫骨的下关节面与距骨相关节。

【病因病理】

双踝骨折，多由外伤性挤、压、砸及物体的冲击所致。

【症状与诊断】

骨折后可出现局部瘀血、肿胀、疼痛，压痛明显，畸形，功能障碍，触之有骨擦感等。

【手法治疗】（步骤）

患者取坐位，医者双手握住骨折错位处，在向下牵拉的同时，将错位突起的部位复平即可复位（图5-46）。口服接骨续筋药。

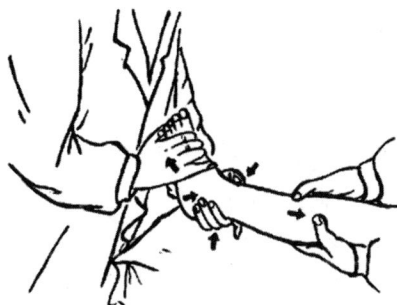

图 5－46　双踝骨折治疗手法　　　　图 5－47　双踝骨折包扎固定

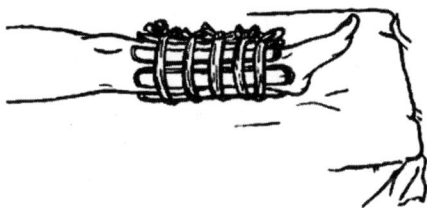

骨折对位后，用夹板进行包扎固定（图 5－47）。3 天复诊 1 次。4 周后，1 周复诊 1 次。6 周去夹缚，1 号外用洗药熏洗。8 周后下地功能锻炼。

跖骨基底部骨折

跖骨是足骨的一个部分。跖骨共 5 块，从内向外侧依次为第 1～5 跖骨。每块跖骨可分为底、体和小头三部分。第 1～3 跖骨底分别与第 1～3 楔骨相关节，第 4～5 跖底则与骰骨相关节。

【病因病理】

跖骨基底部骨折，多因重物压、砸、挤和跑步足踝突然外翻所致。

【症状与诊断】

跖骨基底部骨折，局部多有瘀血、肿胀、疼痛，功能障碍，畸形等。第 2 天瘀血溢至整个足部，青紫肿胀。骨折处压痛明显，触诊时有骨擦感。第 2～4 跖骨基底部骨折，左、右多不易错位，因两侧均有相互关节紧固，上、下则多易轻度错位。第 1、4 跖骨基底部骨折，多有上下移位。第 5 跖骨基底部骨折，外展错位多见。

【手法治疗】（步骤）

患者坐在治疗床上，医者用双手或单手拇、食、中指三指，置于伤处足背、足底，上下触诊检查，可感觉错位畸形及骨擦感。如有错位，下压复平即可复位（图 5－48）。如未发现错位，即可用绷带包扎固定（图 5－49）。口服接骨续筋类药，1 周后如无外伤，可用 1 号外用洗药熏洗，每日 2 次，内外用药连续 6 周。初期，3 日复诊 1 次，4 周后 1 周复诊 1 次。8 周后去固定，下地功能锻炼。

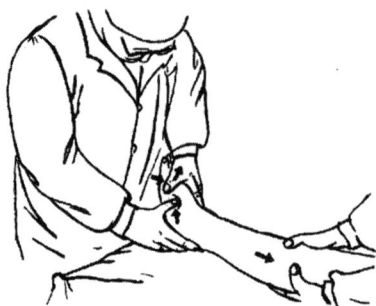

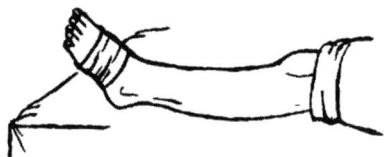

图 5-48　跖骨基底部骨折治疗手法　　　　图 5-49　跖骨基底部骨折固定

趾骨骨折

趾骨与手指骨相似，但比手指骨短小。每节趾骨可分为底、体和滑车三部分。第 3 趾骨的远侧端无关节面，而有甲粗隆。

【病因病理】

趾骨骨折，多因物体压、砸和足尖猛踢在硬物上所致。

【症状与诊断】

趾骨骨折可出现瘀血、肿胀、疼痛、畸形，行走足趾部翘起，不敢着地。伤处压痛明显，触诊有骨擦感，骨折处伴有滑动感，此类骨折多有移位。

【手法治疗】（步骤）

患者坐在治疗床上，医者用拇、食指二指对捏错位突起的一方，在用力牵拉的同时适力下压复平，即可复位。复位后夹板包扎固定。口服接骨续筋药。3 日复诊 1 次。3 周后改为 1 周复诊 1 次，同期用 1 号外用洗药熏洗。根据骨痂生长情况，一般 6~8 周后可进行功能锻炼。

附录一 罗有明祖传验方

1. 接骨丹

组方：当归60g，川芎30g，炒熟地黄120g，白芍30g，乳香（去油）30g，没药（去油）30g，自然铜（煅）30g，粉龙骨30g，土鳖虫（土元）60g，麝香（元寸）6g，骨碎补90g，田三七10g，桂枝30g，黄芪90g，党参60g，菟丝子60g，五加皮45g，刘寄奴60g，无名异30g，木瓜30g，补骨脂60g，杜仲15g等。

制法：将上药共为细面，蜜水为丸，每丸重6g。

功效：活血养血，疏肝补肾，固气强筋骨。

主治：新鲜骨折，并能促使陈旧性骨折愈合。

用法：成人每日早晚各服1丸，小儿酌减，白开水或黄酒（成人）送下。

方义：此方内当归、川芎、熟地黄、白芍活血补血。杜仲、骨碎补、补骨脂强筋补骨镇痛。乳香、没药消瘀止痛。黄芪、党参、菟丝子固气。龙骨、土鳖虫（土元）、自然铜消瘀补骨。木瓜、三七、刘寄奴、无名异活血软坚，伸筋消肿。麝香（元寸）通窍解毒。五加皮祛风利湿。故合为强筋补骨之剂。

2. 外敷接骨丹

组方：苏木15g，木瓜15g，牛膝15g，三七6g，桃仁15g，乳香（去油）10g，没药（去油）10g，无名异（土炒）15g，龙骨15g，天冬12g，地龙30g，梅片6g，番木鳖（去油）15g，土鳖虫30g，麝香（元寸）3g，川续断30g，儿茶30g，自然铜（煅）30g。

制法和用法：上药共为细末，用蜜水或蛋清调匀敷患处。3日后换一次药。

功效：接骨续筋，活血散瘀，消肿止痛。

方义：方中苏木、木瓜、三七、牛膝活血止痛。乳香、没药、梅片消肿止痛。桃仁、无名异、番木鳖、儿茶、土鳖虫消散肿痛。麝香（元寸）

通窍解毒。龙骨止血收敛。地龙清热解毒。天冬强筋益气。自然铜、川续断强筋接骨。故合为接骨消肿、止痛散瘀之剂。

3. 外用熏洗药

（1）挫伤活血汤2号

组方：当归20g，防风15g，钩藤30g，牛膝15g，乳香10g，没药10g，三棱10g，莪术10g，牛蒡子30g，地骨皮12g，姜黄15g，海藻15g，昆布15g。

制法和用法：将上药放入净瓷盆内，加水大半盆，煮沸熏洗患处。每日熏洗2次，每剂煮3~4次。

功效：活血伸筋，软坚，增强功能。

主治：骨折或筋伤后期关节僵直。

方义：方内钩藤、牛蒡子、地骨皮、防风、当归活血养血，增强功能。乳香、没药消瘀镇痛。海藻、昆布、姜黄软坚，治筋骨痉挛。三棱、莪术破瘀通经。此方用于骨折或筋伤后期遗留关节僵直者，配合手法治疗效佳。

（2）挫伤活血汤3号

组方：当归20g，红花10g，苏木15g，木瓜15g，牛膝15g，乳香10g，没药10g，三七10g，血竭10g，桃仁20g，生半夏10g，川续断15g，枸杞子15g，桂枝10g，防风15g。

制法：将上药放入净瓷盆内，加水大半盆，煮沸熏洗患部。

功效：行气解郁，舒筋消肿，破恶血。

主治：骨折中期、后期或筋伤瘀血不散，局部发绀、肿胀疼痛。

用法：每日2次，每剂煮4次，将煮好药水的药盆放患部下边，先熏后洗，待稍凉为1次。

方义：当归、红花、苏木、三七、木瓜、血竭活血消肿止痛。乳香、没药、生半夏消瘀止痛。桂枝、牛膝、桃仁破恶血止疼痛。川续断强筋接骨。枸杞子治筋骨痉挛。故合为散瘀活血之剂。

4. 外敷药

挫伤生肌散

组方：海藻200g，地龙200g，紫荆皮300g，儿茶300g，炒大黄300g，炒木耳300g，炒无名异300g。

制法和用法：将上药共为细末，蜜水调匀，外敷患处，2～3 天换药。

功效：消肿止痛、软坚生肌。

主治：闭合性损伤。

方义：方内所用药物均有消肿、散结、软坚、止痛、生肌之作用，故为消肿止痛、软坚生肌之剂。

5. 专科验方

（1）外用熏洗药（挫伤活血汤 1 号）

组方：当归 20g，防风 15g，红花 10g，牛膝 15g，川椒 10g，乳香 10g，没药 10g，木瓜 15g，桃仁 15g，川续断 15g，毛姜 15g。

制法和用法：将上药放入净瓷盆内，加水大半盆，煮沸 10 分钟后，先熏后洗患部。每日熏洗 2 次，每剂用 2 日。

功效：活血散瘀，舒筋活络，消肿止痛。

主治：闭合性筋伤，接骨中期瘀血不散。

方义：此方内当归、红花、木瓜、川椒活血散瘀，消肿止痛舒筋。防风除风，乳香、没药消瘀止痛。川续断接骨续筋。毛姜利关节筋骨，止酸痛。牛膝、桃仁破瘀通经，强筋壮骨。故合为散瘀止痛之剂。

（2）挫伤活血汤 4 号

组方：伸筋草 15g，凤眼草 15g，红花 10g，当归 15g，豨莶草 15g，乳香 10g，没药 10g，毛姜 15g，艾叶 15g，防风 15g，川芎 15g。

制法和用法：同上方挫伤活血汤 1 号。

功效：散寒湿，理气血，祛风除湿，活血行气止痛。

主治：风湿性关节炎伴筋伤。

方义：此方内艾叶、豨莶草、伸筋草散寒湿，理气血，伸筋，祛风除湿。川芎、当归、红花活血行气，散风止痛。乳香、没药、毛姜消肿，止关节酸痛。故合为散寒湿、祛风消肿止痛之剂。

（3）外敷接骨散

组方：当归 20g，红花 15g，土鳖虫 15g，黄连 15g，麝香（元寸）1g，牡蛎 15g，川续断 15g，桃仁 15g。

制法和用法：将上药共研细末，放入瓷瓶内备用。用时蜜水调匀敷患处。两日换一次药。

功效：行气解郁，活血消肿止痛。

主治：闭合性筋伤，瘀血肿胀疼痛。

方义：方内当归、红花活血。土鳖虫、桃仁消散肿痛。牡蛎软坚，川续断强筋骨。黄连、麝香消炎止痛。故合为散瘀止痛之剂。

（4）胸腔跌打散

组方：当归 15g，柴胡 15g，木香 6g，红花 9g，延胡索 20g，枳壳 15g，乳香 3g，没药 3g。

制法：将上药共研细面，瓷瓶收贮备用。

功效：宽胸理气，解郁止痛。

主治：胸腔跌打损伤。

用法：每日服 3 次，成人每次服 1g，小儿酌减。

方义：当归、红花、延胡索活血理气止痛。枳壳、木香宽胸利气。柴胡止胸胁疼痛。故合为解郁镇痛之剂。

（5）跌打止痛散

组方：赤芍 12g，红花 9g，当归身 12g，木瓜 12g，血竭 3g，乳香 9g，没药 9g，三七 6g，麝香（元寸）1g，川续断 15g。

制法：将上药共研细面，瓷瓶收贮备用。

用法：成人每服 1.5～3g，每日 1～2 次。

功效：行气解郁，通经活络，散瘀止痛。

主治：跌打损伤。

方义：方内当归身、赤芍、红花活血行气。血竭、木瓜、三七活血止痛。麝香（元寸）通窍解毒。乳香、没药消瘀定痛。川续断善活血祛瘀，有续筋接骨、疗伤止痛之功。故合为散瘀活血定痛之剂。

附录二 罗氏正骨武功法

"拳起于易，理成于医"。自古以来医武不分，武以内敛而气化循经，医以外治而济世救人。医家之按摩、针灸、药物诸法皆以经络论、气化论为基础，武者之修为也是如此，故有"医武一家"之说。罗氏精湛的正骨术必有武功为基础。

罗氏武功传承至今有断档之嫌。"天下武术是一家"，据罗老生前一些活动腰腿功夫的迹象，定是明清之际中国武术习练之功夫。为此重新整理了部分罗老练功的方法，以飨读者。

（本部分功法演示：汤正清　　摄影：孙作天）

第一节　腿功（行步遛腿）

练武先遛腿，终身不后悔，练武不遛腿，一辈冒失鬼。遛为百练之先，可见遛的作用很大。遛腿，不仅只是踢腿，还讲究在适宜的场地中，上下肢协调配合，自由行进。即先将腿遛开热身，再在遛腿过程中意气合一，使筋骨柔软，肌肉不僵。

1. 预备姿势

两脚并立，身体自然正直，两臂自然下垂。头端正目不远视（图附2-1）。

2. 动作过程

（1）迈步扬手

右脚提起，微绷脚面，膝向前顶，以一步之长右脚尖落于身前。同时左手经体前上扬，屈肘抬大臂食指找眉心（图附2-2A）。

（2）内旋撂勾

右手屈指成勾，内旋经体侧至背后成撂勾，右臂靠紧上体。

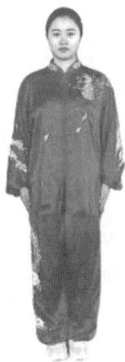

图附2-1　预备姿势

（3）收腕叼手

身体略停，左手折腕收回，同时由小指起四指依次回叼成小鸟状（图附2-2B）。

左手由眉心前向前上方送出至最远处，同时提右膝垫步。重心前移，左脚提起，微绷脚面膝向前顶，以一步之长脚尖落于身前（图附2-2C）。

（4）提膝送臂

左手屈指成勾，内旋经体侧至背后成揹勾。左臂靠紧上体，同时右手经体前上扬，屈肘抬大臂食指找眉心。

如此交替往复。

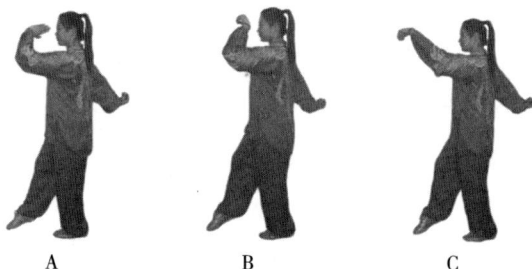

A　　　　B　　　　C

图附2-2　行步遛腿

第二节　掌功

掌功是练习手指、手掌和手腕力量的功法。本书仅介绍耗掌。耗掌是通过手掌在墙壁上的贴耗，以提高腕、掌、指的柔韧和弹力。耗掌分为立、横和垂三种姿势。每式可滞留3、2、1分钟，一次完成。

耗掌后可用反背掌拍打二八节或四八节，用以放松。

1. 立掌

两脚开立与肩同宽，右手按于腰际，左手掌根贴按在墙壁上，手指向上，手臂伸直与肩平（图附2-3）。

2. 横掌

站立姿势不动，左臂由手指向上转至手指向前（图附2-4）。

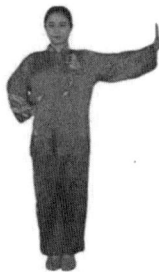

图附2-3　立掌

3. 垂掌

站立姿势不动，左臂由手指向前转至手指向下（图附 2 – 5）。

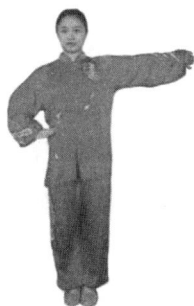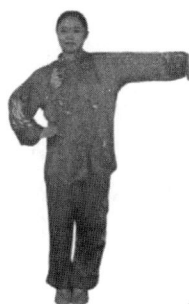

图附 2 – 4　横掌　　　　　图附 2 – 5　垂掌

第三节　指功（屈指描太极）

1. 屈指

手臂侧平举，掌心向上自然伸展成侧平举（图附 2 – 6）。

2. 描太极

手臂平举不动，两手以腕关节为轴，自小指、环指、中指、食指、拇指依次内收握成空拳（图附 2 – 7）。

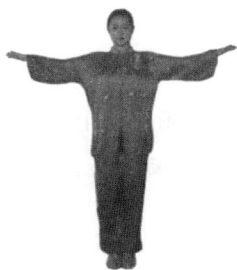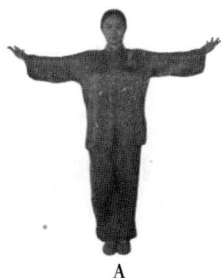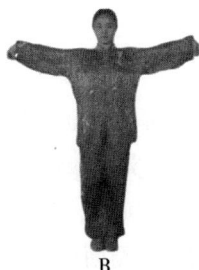

A　　　　　　　　B

图附 2 – 6　屈指　　　　　图附 2 – 7　描太极

第四节　腰功（三折腰）

1. 正面打躬式

（1）预备姿势

两脚平行开立与肩同宽站立，身体自然正直，两臂自然下垂，两手十指相对，掌心下按于小腹前。头端正目不远视（图附2-8）。

（2）动作过程

①起势

两臂外旋至手指向前。伸腕两手自然下垂手指向下，两臂旋外至掌心相对，屈肘捧气上行至膻中穴翻手托天（图附2-9A）。

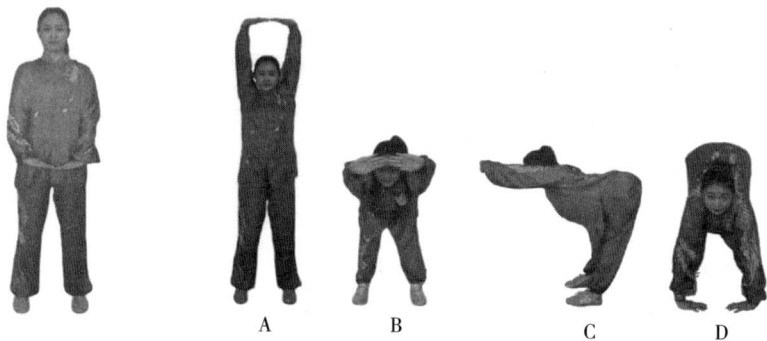

图附2-8　预备姿势

图附2-9　正面打躬

②正面打躬

向前折体至水平，停留三口气（前塌式撼腰）（图附2-9B、图附2-9C）。继续折体至手掌按地，十指如猫爪抓地。手臂不动，下颌前引，抬头眼视正前方，腰部下塌（图附2-9D）。

2. 左侧面打躬式

（1）预备姿势

接前式（图附2-9D）。

（2）动作过程

①两手托天

起身两手托天，向左转体90°（图附2-10A）。

②后倒挑胸

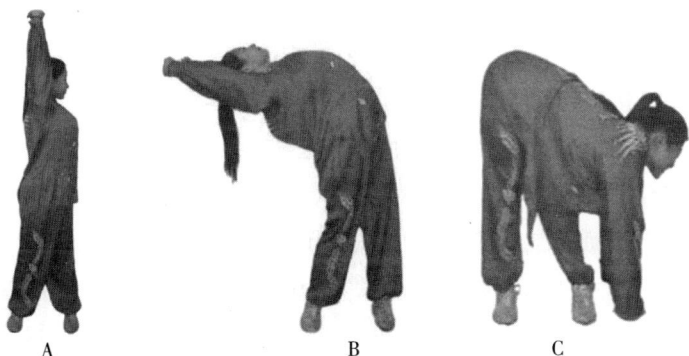

图附 2 - 10　左侧面打躬

向后倒体，两臂推直，力达掌根，挑胸、仰头（图附 2 - 10B）。

③左塌式撼腰

向左折体至水平，停留三口气。

④左侧打躬

折体至手指抓地。下颌前引，抬头远望（图附 2 - 10C）。

3. 右侧面打躬式

（1）预备姿势

接前式（图附 2 - 10C）。

（2）动作过程

①两手托天

起身两手托天，向右转体90°（图附 2 - 11A）。

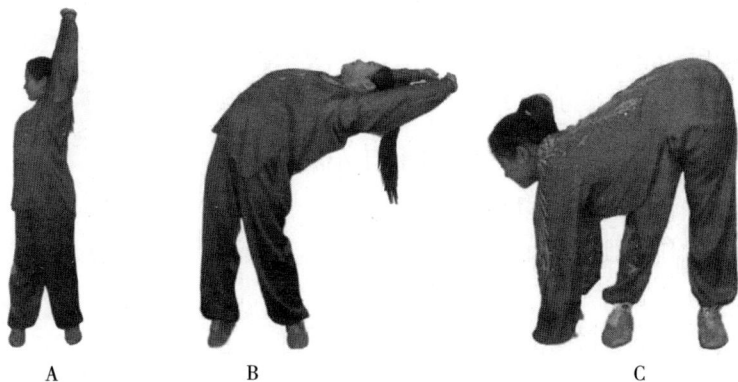

图附 2 - 11　右侧面打躬

②后倒挑胸

向后倒体，两臂推直，力达掌根，挑胸、仰头（图附2-11B）。

③右塌式搣腰

向右折体至水平，停留三口气。

④右侧打躬

折体至手指抓地。下颌前引，抬头远望（图附2-11C）。

4. 收势

（1）预备姿势

接前式（图附2-11C）。

（2）动作过程

①两手托天

起身两手托天，向左转体90°至正面（图附2-12）。

②翻转下按

两手翻转下按至腹前，如预备式（图附2-8）。

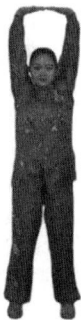

图附2-12　收势

第五节　云手

云手又称云掌，是指掌腰腿的综合功夫，也是内功外练的独特方法，共有定步、横步和转步三种练法。前两种为练内力，后一种含技击术。下面仅介绍前两种。

1. 定步云手

（1）预备姿势

两脚平行开立与肩同宽，身体自然正直，两臂自然下垂，两手十指相对，掌心下按于小腹前。头端正目不远视（图附2-13）。

（2）动作过程

①起势

两臂外旋至手指向前。伸腕两手自然下垂，手指向下，两臂旋外至掌心相对，屈肘捧气上行至膻中穴翻手托天。立腰，百会上顶，脚用力下踩，上

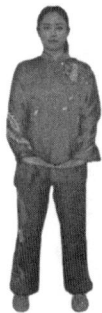

图附2-13　预备姿势

撑下沉，余光视手背（外劳宫穴）（图附2－14A）。

踏：两掌由头上经头左侧向下踏落至体侧与肩平。左掌横掌在外，手心向左，手指向前。右掌立掌在内落至左胸近腋窝处，中指尖与中府穴齐平，手心向内，手指向上。左掌横掌向身体左侧撑送（图附2－14B）。

沉：两掌由体侧向下沉落至小腹前，十指相对，掌心下按（图附2－14C）。

横：两掌由小腹前向身体右侧横击出至右侧肩平。右掌横掌在外，手心向右，手指向前。左掌立掌在内，手心向内，手指向上。右掌横掌向身体右侧撑送（图附2－14D）。

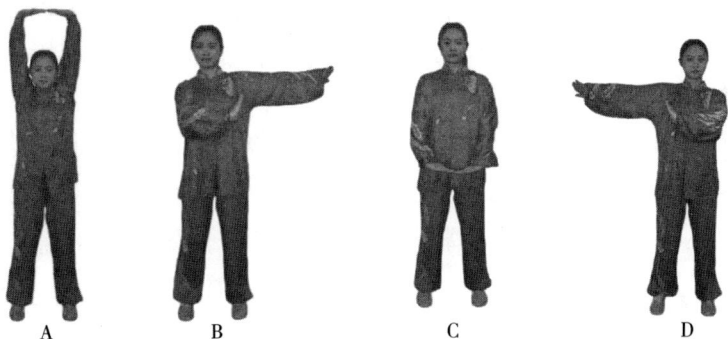

图附2－14　定步云手

托：两掌由右肩侧平处向头上云至头顶，十指相对，掌心上托（图附2－14A）。

继续向左侧做若干次踏、沉、横、托。完成后，再向右侧踏、沉、横、托做若干次。左右动作、次数相同，方向相反。

②收势

左右侧踏、沉、横、托完成后，两手外旋至手心向后，手指向上。两手屈指渐抓握成拳，随两臂屈肘下落至腹前，呈预备式。

2. 横步云手

（1）预备姿势

两脚平行开立与肩同宽，身体自然正直，两臂自然下垂，两手十指相对，掌心下按于小腹前。头端正目不远视（图附2－15）。

（2）动作过程

①起势

两臂外旋至手指向前。伸腕两手自然下垂手指向下，两臂旋外至掌心相对，屈肘捧气上行至膻中穴翻手托天。立腰，百会上顶，脚用力下踩，上撑下沉，余光视手背（外劳宫穴）（图附2－16A）。

图附2－15
预备姿势

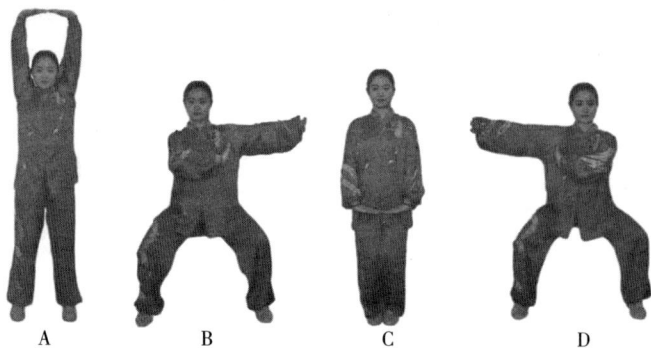

踏：左脚向左开一步，屈膝成马步。两掌由头上经头左侧向下踏落体侧至肩平。左掌横掌在外，手心向左，手指向前。右掌立掌在内落至左胸近腋窝处，中指尖与中府穴齐平，手心向内，手指向上。左掌横掌向身体左侧撑送（图附2－16B）。

沉：保持重心，右脚向左脚并步，两掌由体侧向下沉落至小腹前，十指相对，掌心下按（图附2－16C）。

横：保持重心，左脚向左开一步成马步。两掌由小腹前向身体右侧横击出至右侧肩平。右掌横掌在外，手心向外，手指向前。左掌立掌在内，手心向内，手指向上。右掌横掌向身体右侧撑送（图附2－16D）。

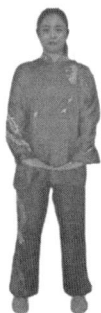

图附2－16　横步云手

托：保持重心，右脚向左脚并步，两掌由右肩侧平处向头上云至头顶，十指相对，掌心上托（图附2－16A）。

再向左侧开步、收步，做四次踏、沉、横、托。至托后再向右侧开步、收步，做五次踏、沉、横、托。左右动作、次数相同。

②收势

右侧踏、沉、横、托做五次至托后，起身两脚开立。手外旋，伸腕至手心相对，手指向上。两臂屈臂下落至腹前。还原成预备姿势。